Ⓢ新潮新書

高本眞一
TAKAMOTO Shinichi

患者さんに伝えたい医師の本心

627

新潮社

患者さんに伝えたい医師の本心——目次

第1章　医師が「患者の家族」になったとき　7
第2章　手術を拒否するおばあちゃんはなぜ翻意したのか　16
第3章　「患者にやさしい治療」の落とし穴　26
第4章　左遷時代に学んだこと　37
第5章　「患者様」を廃止した理由　47
第6章　迷惑がられても当直します！　57
第7章　ヨン様とモーツァルト　65

第8章　周辺開業医への「お中元大作戦」　72
第9章　組織の「ミッション」を明確にすべし　80
第10章　警察は医療事故を裁けるか　92
第11章　東大医学部の傲慢と時代錯誤　103
第12章　悪意あるテレビ報道に医師はどう対処すべきか　116
第13章　病院ランキングを信じてはいけない　125
第14章　東大医学部教授はこうして選ばれる　137

第15章　医学部の宿痾「講座の縄張り争い」　143
第16章　医療政策を担える人材を育てる　152
第17章　医療事故を起こした医師は現場に戻せるか　161
第18章　輸血拒否の「エホバの証人」に向かい合う　172
あとがき　出版をめぐるささやかな冒険について　181

第1章　医師が「患者の家族」になったとき

「医師にずっとそばにいてほしい――」。東京大学医学部心臓外科の教授だった私は、儚くなりつつある命の妻を看病しながら、ただひたすら願っていました。

東大医学部教授の家族ならば、さぞかし充実した医療が受けられるに違いない。普通の人は当然、そう思われるでしょう。しかし、医療の世界は、そんなに簡単なものではありません。東大医学部教授の家族であれ、ひとりの患者であるという事実は変わりません。特別な治療が受けられるわけではありませんし、ましてや病気が手加減してくれるわけでもないのです。

妻の乳がん

妻の乳がんがわかったのは、彼女が50歳のとき。早期発見でした。乳頭からの血性の滲出を自ら認め、すぐに近くの病院で診察を受け、早期の乳がんとの診断がくだされました。乳がんは、早期発見であれば死亡率はきわめて低い。ひとまず安心したのを覚えています。しかし、そうした数字が落とし穴だったのかもしれません。

早速、乳がんに詳しい友人に相談しました。私は当時、関西の国立循環器病研究センターに勤務していたため、大阪にある病院を紹介してもらい、乳がん手術のベテランの医師が主治医になってくれることになりました。今から18年前の１９９７年で、ちょうど乳房温存術（乳房を全摘出することなく、乳頭、乳輪を残し、がんを部分的に切除し、乳房の変形が軽度になるように形を整える手術）が大流行しはじめた時代です。主治医からは、早期なので乳房温存術を勧められ、妻もそれを望みました。女性にとって乳房をとらずにすむのなら、それにこしたことはなかったのでしょう。念のため紹介してくれた友人にも尋ねたのですが、同様に温存術を肯定する回答でした。

不安はありませんでした。主治医から手術が成功した旨を伝えられると、やれやれと重い荷物を降ろしたように気持ちが軽くなりました。つづけて放射線治療を行い、経過も順調で、妻の乳がんは完治したものだと信じこんでいました。

ところが、術後５年目に入ったころの定期検診で、局所再発が見つかったのです。

最初に妻の乳がんが分かったときには、国立循環器病研究センターの部長でしたが、当時は東大の教授に就任しており、親しい東京の医師に頼んで即刻、手術をしてもらいました。

がんの再発――それでも、私に危機意識はなかったと記憶しています。局所再発であったし、そういうこともあるだろうくらいの心持ちでした。術後、再度、放射線治療を実施、なんとかなったと思っていました。

「10年生存率」のむなしさ

予想もしない不幸が襲ったのは、その２年後でした。定期検診で、今度は、肝臓と頭蓋骨への遠隔転移が発覚したのです。頭蓋骨に転移したら、脳への転移も時間の問題です。すべての悪性腫瘍は脳に転移しうるのですが、脳転移はいわゆる全身転移とほぼ同じで、他臓器への転移をともなっている場合が多いのです。乳がんを発症してから7年。途中で再発したものの、早期発見なのだから治ると信じていたので、このときばかりは頭が混乱し、何が起こったのか理解できないほどのショックを受けました。

いったい、どうしてこんなことになったのか——。

曲がりなりにも医師である自分。その家族が病に倒れたときに行われる医療には、通常の場合よりも多少は慎重さが生じるだろうと思い込んでいた自分の愚かさに呆然とし、涙も出ませんでした。早期といえども、死亡率はゼロではない。誰かを恨む気持ちはありませんでしたが、あのとき温存術ではなく全摘（全部摘出）を選択していたら再発はなかったかもしれないと、後悔する気持ちが抑えがたく湧いてきました。温存術と全摘を比較すれば、全摘のほうが圧倒的に再発率は低いのです。

ずっしりと重い後悔を胸に、私は八方手を尽くしました。化学療法の名人と言われる人を頼り、妻を入院させました。

最初のうちはよく効いて腫瘍マーカーが下がり、このまま改善してくれるのではないかと思った時期もありました。腫瘍マーカーの数値を聞くたび、いつも祈るような気持ちでした。主治医の先生から結果を聞く私は、その瞬間、医師ではありませんでした。単なる患者の家族でしかなかった。心臓外科医である私にとってがんは専門外。神様に祈るしかすべを持たなかったのが現実です。

しかし、次第に効き目が弱くなり、腫瘍マーカーの数値はどんどん上がっていく――。そこで、免疫療法も試してみましたが、状況は好転しませんでした。

遠隔転移がわかってから、じたばたしながら4年ほどの月日がたったある日。骨盤に転移が見つかり、ついには脳に転移しました。よく、がんでは5年生存率、10年生存率などの数値が病院から発表されます。その側面から言えば、妻は10年生存率をクリアしたわけです。しかし、その「10年生存率」という表現に、なんとも言えない違和感を覚えました。

病院が競って出す生存率。その数字のむなしさを感じないではいられませんでした。生を全うして10年生きるのか。それとも、いろいろな治療を受けて、もがきにもがいて、なんとか10年生きるのか。同じ10年でも、それは天と地ほど違う。しかし病院は、そんなことは関係なしに、成績の良いところは嬉々として、数字としての生存率を公にしているのです。

医師であっても専門外は素人

唯一の救いは、妻が「死ぬのは怖くない」と言ってくれたことです。おそらく、クリスチャンだったたから。死に対して不安を見せたことは、一度もありませんでした。それは立派だった。

彼女に引き換え、私はヨレヨレでした。心臓血管外科の領域ではそれなりの実績を積み上げ、多くの人の命を助けてきたとも自負する医師が、自分の妻の早期発見の乳がんをどうにもできなかった――。周囲の人からは「仕方ないよ」と慰められました。けれど口にはしなくても、本心では「医者のお前ならどうにかできたのでは?」と多くの人が思っていたことでしょう。

脳への転移が発覚した時点で、自分が勤務する東大病院への入院を決めました。東大が放射線を得意としているのも理由でしたが、なんといっても朝、回診する前に妻に会いに行けます。全脳照射とガンマナイフ(脳の疾患をピンポイントで治療する放射線治療）を行いました。脳に対しては効果があったものの、全身にひろがったがんに対しては思ったような効果は得られませんでした。効果はなかったけれど副作用が強く、辛そうにしていたのが気の毒で見ていられなくなりました。

打つ手がなくなり、ただ死を待つしかなくなったとき、東大病院の主治医から在宅での看取りを勧められました。妻も帰りたがった。ただ、当時、住んでいた官舎にはエレベータがなく、妻が移動するのに難儀だったので、取り急ぎエレベータ付きのマンションを借り、そこに帰宅させました。

在宅医療を始めるにあたっては、医師仲間から在宅医療に関する情報を収集し、知人の在宅専門の医師に主治医をお願いしました。通常は、在宅になると必然的に医療レベルが下がらざるをえないので、1週間から2週間で亡くなってしまう方がけっこういるらしいのですが、妻は1カ月半以上もちました。

この1カ月半に関しては、少しは医師らしいことを彼女にしてあげられたのではないかと思っています。昼間は仕事で不在にしていましたが、夜中は時々目をさましては痛み止め（麻薬）の点滴をこまめにコントロールしました。子供たちも入れ代わり立ち代わり顔を見せてくれ、家族の絆がいっそう深まったように感じました。

その間は、妻とともに生きたという感慨を持っています。たいへん濃密な時間でした。そういう意味で、在宅医療を選択したことは、間違っていなかったと思います。

妻の場合、在宅医療は終末期医療と同義です。しかし、私にその実感はありませんでした。妻は家に帰ると、気分が変わったのか少し元気になって、しばらくはトイレにもひとりで行けるようになりました。良くならなかったとしても、これ以上、悪くならないかもしれない。一縷の望みに賭けたい気持ちがありました。

そして4月に入り、桜の花が満開になり、あっという間に散っていくのと合わせるように妻は逝きました。マンションは、窓から桜の花が見える部分も気に入って借りたので、最後まで妻は桜の花を愛でていたそうです。

淋しくなりましたが、悲しくはありません。まだ、そのへんに妻がいるように感じています。

医師の家族が病気になったとき、それが自分の専門の疾患であれば、最高に近い医療を受けさせることもできるかもしれませんが、専門外であれば普通の患者さんと一緒です。病院で多少の扱いの差はあるかもしれません。しかし、そんな程度のものです。日進月歩で変化する医療に翻弄され、医師に頼るしかなく、見捨てないでほしいとひたすら祈る。医師であった私がそうであったのですから、そうでない一般の方の「見捨てないでほしい」との気持ちはいかばかりか——想像するに余りあります。

私は、妻の死を通して、「我々医師は患者のそばに立ち続けなければならない」ことを、身をもって学びました。内科医と違って外科医は、手術が終わると、患者さんをご自宅の近くの近隣病院やかかりつけ医のところに紹介します。普通ならば、そこで一旦、手術をした医師と患者さんの関係はなくなります。

しかし、私は、自らの手を離れる患者さんに必ず言っています。

「何かあったら、いつでも来ていいよ」

「何かあったら電話してください」

そういうふうに言わないと、患者さんの中には「見捨てられた」という気持ちになる方もおられるでしょう。私は決して患者さんを見はなさない——。妻の看取りで「患者の家族」を経験し、その思いは確固たるものになりました。

第2章　手術を拒否するおばあちゃんはなぜ翻意したのか

友人の紹介で、86歳の大動脈弁閉鎖不全症の女性の患者さんが三井記念病院に来院しました。某大学病院で診療を受けていて、「すぐに手術が必要」と言われたそうなのですが、誰にとっても心臓の手術は怖いもの。このおばあちゃんも、「手術以外に方法はないのか。どうしても手術は受けたくない。別の先生に診てもらいたい」と周囲に漏らし、まわりまわって、私の患者さんになりました。

外科医が「切りたがる」理由

大動脈弁閉鎖不全症は、心臓に雑音が聞こえることで発覚するのですが、最初はほかに自覚症状らしい症状はほとんどありません。それもあって、おばあちゃんは、手術が本当に必要なのかと疑ったのかもしれません。

同疾患は、心臓の弁がうまく機能せず、左心室に血液が逆流して左心室の大きさが拡張し、症状が進むと重度の心不全に陥り死にいたる場合もあります。手術としては、人工弁の置換が有効です。

私が超音波で心臓の状態を見た結果、左心室のサイズはそれほど大きくなってはおらず、急いで手術をしなければならない状態ではありませんでした。

「今すぐに手術しなくても大丈夫。少し様子を見ましょう」

おばあちゃんにそう話すとえらく喜んでくれました。もちろん、手術をしなくても絶対に大丈夫というわけではありません。左心室が大きくなれば手術が必要になる。とはいえ、必ず左心室が大きくなるとも限りません。大きくならない可能性もあるわけです。手術には必ずリスクがあります。したがって、本当に必要な状況でなければ手術は行わないにこしたことはありません。

では、なぜ某大学病院では、すぐに手術が必要だと診断をくだしたのか。おそらく、病院で行われる心臓血管手術の件数を増やしたかったからか、経験が浅く「切りたがる医師」だったかのいずれかだったのではないかと思います。

現在、1年間に最低40例の手術症例がないと心臓血管外科専門医の修練施設（医師が心臓血管外科の専門医資格をとるために、トレーニングをする施設。専門医資格の取得には、認定施設での一定期間のトレーニングが条件になっています）になれません。実は、以前は、1年に20症例や30症例でも修練施設として認定されていた時代がありました。しかし、私が日本心臓血管外科学会の理事長のとき、あまりに手術症例が少ない医療機関では手術のクオリティ管理ができない、しかも症例が少ないから若い医師の教育も無理だとの理由で、40症例とのラインを理事会皆の同意で決めたのです。

ですから、症例数が40前後の医療機関は、なんとか年間の症例数を40以上にすべく躍起になるわけです。修練施設にならなければ、レジデント（臨床訓練を受ける医師）も集まりませんし、結果として心臓血管外科の看板を掲げることもできなくなるかもしれません。手術は保険点数が高いので、手術件数が多ければ病院の収入も多くなります。つまりは、手術の数は病院の死活問題。そこで、緊急に手術を要しない場合にも、早急の手術をすすめたりすることが、時には行われているのです。

ちなみに年間40症例という数を達成するには、１週間に1例のペースで手術を行うことが必要になります。なぜ40症例なのかには根拠があります。日本胸部外科学会のデータでも冠動脈バイパス手術が年間40例を超えると、成績が安定してくるとの報告がありました。とはいえ、冠動脈バイパス手術は全成人心臓血管外科手術の中の約40%を占めますので、本来、成績が安定するためには年間１００例程度の症例が必要です。

しかし日本全国で１００例未満の施設がなくなると、施設数では半数の施設で手術ができなくなり、緊急を要する大動脈解離、大動脈瘤破裂、急性心筋梗塞による心室破裂などの手術に対応できません。地域の情況も考慮に入れながら、現状の医療体制に大きく影響しない範囲で修練施設数を決めようとしたとき、40症例という基準数に落ち着きました。

「全てを先生にお任せします」

さて、おばあちゃんには、２カ月に一度のペースで来院してもらい、薬を処方すると同時に、超音波で左心室の大きさをチェックしていました。おばあちゃんは、とても元気に見えましたが、ご家族から「先生と話しているときは明るいのですが、家に帰るとシュンとしているのですよ」と聞かされたことがあります。診察にいらしたときに「散歩でもしたら？　デパートにでも行ってみたら？」などと話したりもしましたが、ニコニコしているだけで、実行に移そうとはしませんでした。年齢も年齢でしたので、私のところに来て、「変わりないよ」と言われるのが唯一の楽しみだったようです。外に出るのも嫌なのですから、手術など、とんでもないと思われていたに違いありません。

しかし、通院を始めて2年以上をすぎたころ、左心室の拡張が認められました。事実をご本人に話し、次の診察の結果を見て、治療の方向性を決めましょうということにしました。そして2カ月後、診察してみると、さらに左心室が大きくなっていた。手術すべきタイミングが来たと思いました。

しかし、果たして手術に同意してもらえるか――。

意を決して「おばあちゃん、心臓が大きくなっているから手術しないといけないね」と言うと、間髪を容れず、「はい、します」との答えが返ってきた。驚きました。断られるだろうと予想して用意していた説得の言葉は、不要になりました。同時に、本当にうれしかった。おばあちゃんは続けて、「もう全てを先生にお任せします」と言ってくれたのです。「先生が、手術が良いとおっしゃるなら、私は手術を受けます」。

私以上に驚いたのは、ご家族の方々でした。

「こんなにも、神経質で心配性の母が、何も心配していないと言うなんて信じられません」

一度は急ぎの手術が必要だと言われた。しかし、私がその診断を覆し、すぐの手術は不要と診断した。手術をしたくなかったおばあちゃんは、必然的に私を信頼できる医師だと思ってくれたのでしょう。そして、いつの間にかおばあちゃんと私の間には、厚い信頼関係が構築されていた。結果、私が必要と言うならば、手術以外に方法はないのだと理解してくれたのだと思います。

手術は成功し、今もおばあちゃんは元気に、定期検診に通ってきてくれています。

最良の医療でも患者が怒ることもある

既述した例のように、患者さんが満足のいく医療を受けるのは難しい。医療界にいる私でさえ、そう思うのですから、本当に難しいのだと思います。けれども、医師が懸命に治療を行ったにもかかわらず、患者さんに満足してもらえないことがあるのも、また、真実です。

しばらく前の話です。とある病院で、重篤な心筋炎になってしまった男子中学生の緊急手術が行われました。心臓が血液を体内に送り出せなくなり、放っておけば死しかない。

手術は見事成功。PCPS（経皮的心肺補助法。大腿静脈からひいて人工肺で酸素化し遠心ポンプで動脈側にかえすことにより心肺補助を行う）の後、補助人工心臓を導入したところ、しばらくして心筋炎は快方に向かい、患者さん自身の心臓が動くようになりました。その後、人工心臓を外して、もとの生活に戻れるまでに回復したそうです。ただ、PCPSの際に右足の大腿部にある動静脈から心臓に向けて管を通すのですが、この少年の場合、右足の動脈から管を入れている間に右足が一時的におそらく虚血状態（血液が流れない状態）になって酸素不足が起こったのでしょう、右足が少し不自由になってしまいました。このことで、悲しい争いが起こります。

心臓の治療が無事終了し、後は在宅でリハビリをする状態となったので、主治医が退院の話を両親にしたところ、「足が不自由なまま退院させるとは何事か！」と騒ぎになったのです。

少年の父親の同僚が、私の医学部時代からの友人で、父親からの依頼で、その患者さんを東大病院で診てくれないかと打診がありました。そこで、私の友人から患者さんの経過を詳しくお聞きしたのですが、患者さんを診るまでもなく、命を取り留められたのは、その主治医の先生の適切で必死の医療の結果であり、足の後遺症は致し方ないことだったと判断できました。患者さんは、執刀した主治医に感謝こそすれ、恨み言を言うのは間違っている――。

私は、依頼してきた友人の医師に次のように患者さんの家族に伝えてほしいと言いました。

「東大病院で手術をしたとしても同様の結果だったかもしれない。いや、最悪、亡くなっていてもおかしくなかったでしょう。ご家族の方は、主治医の先生に感謝してほしい。もし、手術をした病院を飛び出して、別の病院に行ったとしても、どの病院でも同じような判断がされ、結局は、いずれの病院でもこれから長い間を診てもらえない〝患者難民〟になってしまう。それは、患者である少年にとっても、主治医にとっても、最悪のこと。ぜひ、考え直していただきたい」

自分の息子の足が不自由になり、ご両親が混乱してしまうのは、よくわかります。しかし、息子さんの命を救うのには、きわめて難易度の高い手術を成功させなければならず、そのためには足の後遺症は避け難かった。不自由になった足に目を向けるのではなく、生きている息子さんに目を向ければ、命を助けてくれた医師に自然と感謝の気持ちが湧いてくるはずです。

幸いにも、患者さんのご家族は、私の伝言を聞いて、納得してくださったそうです。スムーズに納得を得られたのは、主治医の先生も、患者さんとご家族に丁寧に病状や手術のリスクを説明していたからだと思います。

医療には、医師と患者の信頼関係が絶対的に必要です。それがなければ、どんなにいい医療が行われても、医師と患者の両者が満足することはないでしょう。信頼構築のために、医師は患者さんにとってベストの医療を目指さなければなりません。研究のため、病院の実績のためなど、すべての雑音をシャットアウトして患者さんに向き合わなければ、患者さんの信頼は得られないでしょう。

一方、患者さんは、医師は病気を治して当たり前と考えないでください。医師は、病気を治すお手伝いしかできません。そうした謙虚な気持ちで精一杯尽くしている医師を、ぜひ信頼してほしいと思います。

第3章　「患者にやさしい治療」の落とし穴

セカンドオピニオンという言葉が、人々の日常生活の中で聞かれるようになって久しくなりました。三井記念病院でもセカンドオピニオンを受け付けますと掲げていますし、私自身もセカンドオピニオンを求められた経験があります。ほかの病院でも、受け付けている病院を多数見受けます。

しかし現実には、セカンドオピニオンを聞きに来る方は、あまりいらっしゃいません。あくまで体感値ですが、ほかの医療機関でも同様ではないでしょうか。

理由は、インフォームド・コンセントが比較的行われているからか、もしくは主治医との関係からほかの医師に意見を聞くのを躊躇するからだと推測します。

日本ほどインフォームド・コンセントが徹底している国はない

かつて病院の外来の診察状況が「3分間診療」と揶揄されていました。日本ではフリーアクセス（紹介状なしに誰でも好きな病院を受診できる）が可能で、外来に何千人という患者さんが集まる大病院では、今も同様の状況だと思います。それでも手術などでは、「これでもか」と言うほど丁寧な説明、すなわちインフォームド・コンセントが当たり前になっています。

インフォームド・コンセントという言葉が、アメリカから入ってきたため、アメリカではさぞやきちんとした説明がなされると思っている方も多いかも知れませんが、そんなことはありません。訴訟の国・アメリカでは、病院は、医療ミスなどで訴えられないように膨大な説明書を用意して、患者や患者家族に渡します。その際の説明は簡潔にして、あとは説明書を自分で読んで、納得したらサインしてくれという態度です。

日本で手術を受ける患者さんには、たいていの病院で1時間ほどの時間を割いて、丁寧に説明をします。日本の医師はきちんと説明してくれないと思っている方も少なくないと思いますが、実は日本ほどインフォームド・コンセントが行われている国はないのです。それが理由で、懸命に説明してくれる最初の主治医に遠慮してセカンドオピニオンを必要だと考える患者さんが少なくなるのではないかと思います。

しかし、私には心臓外科医として、セカンドオピニオンに敏感になってほしい疾患があります。それは狭心症です。

心臓は主として筋肉（心筋）でできており、その収縮により血液を全身に送り出すポンプとしての機能を果たしています。そのような重要な仕事をする元となるエネルギー（酸素や栄養）は心臓を取り巻く3本の血管により供給されています。

この血管は、大動脈が心臓から出てすぐに左右に1本ずつ分枝し、さらに左の血管は前後に分枝します。この動脈は心臓の表面を冠《かんむり》状に取り囲んでいるため、冠状動脈（略して冠動脈）と呼ばれるようになりました。この冠動脈に動脈硬化が起こり狭くなると、冠動脈を流れる血流量が減り、心筋に運ばれる酸素が不足します。そのように心筋への血流が少なくなった状態を総称して、虚血性心疾患と呼びます。狭心症と心筋梗塞がその代表的なものです。狭心症と心筋梗塞の違いは、心筋が回復するかどうかで、狭心症では心筋が死なずに回復するのに対して、心筋梗塞は冠動脈が閉塞（詰まってしまう）し、血流が途絶え、そのままにしておくと、短時間の間に心筋が死んでしまい回復しません。

カテーテル治療の落とし穴

狭心症の治療には大きく分けて、薬物治療、カテーテル治療、バイパス手術の３つがあります。そして、いま流行っているのが、低侵襲（傷が小さく、メスを使わないので体の負担が少ない）を看板にしたカテーテル治療（経皮的冠動脈インターベンション治療：ＰＣＩとも言います）です。同治療は、腕や鼠径部の動脈からカテーテルという細い管を進め狭い部分を風船で拡げ、さらにステントという金網状の管を留置し、再び血管が狭くなることを予防します。手術ではないので、循環器内科医が行い、メスは使わないので治療による傷口も小さく、入院も３日程度ですみます。

これに対して外科医が行うのが、冠動脈バイパス手術。冠動脈の狭くなっている部分より下流の冠動脈と大動脈とを大伏在静脈等のバイパス血管でつないだり、心臓の近くにある内胸動脈の行き先を、狭くなっている部分より下流の冠動脈へ付け替える手術です。開胸手術ですので2週間くらいの入院が必要です。

今の流行は低侵襲の治療なので、胸に痛みを覚えた患者さんが、近くの循環器内科のクリニックに行き、エコー検査をしてカテーテルで冠動脈造影を行い、冠動脈の狭いところを見つけると、気軽に「ついでにステントを入れましょうか?」と言われたりします。患者さんにとってみれば、内科の先生に、「これはひと昔前までは外科に行って大手術しなければ治らない症状でしたが、今は簡単に低侵襲でうちでも治せるんです。どうですか」と言われたら、大喜びで「お願いします」と言ってしまいますよね。お勤めのある方にとっては特に、長期の入院を必要としないカテーテル治療はありがたいようです。

しかし、カテーテル治療には大きな落とし穴があります。狭いところのみを広くするので、周囲で動脈硬化症を起こしている部分があっても、狭窄になっていなければそのまま放置され、将来その部分が狭くなることもあります。また、ステントは金属製の異物ですから長期間の内に内膜肥厚が起こり、ステント内再狭窄を起こすことがあります。

20人にひとりは再発する

カテーテル治療を気軽に受けてはいけないという事実を裏付ける数字があります。当初、カテーテル治療後の再狭窄率（治療した血管が再び狭くなってしまう確率）は20～30％もありました。近年、薬剤が塗ってある新しいタイプのステント（ＤＥＳ）が開発され、数字が改善されましたが、それでも再狭窄率は５％前後。つまり、20人にひとりは再発するのです。しかも、欧米の長期の比較試験によると、ステント療法によって狭心症の症状は改善しますが、心筋梗塞は予防しないというエビデンス（科学的根拠）がはっきりと出ています。治療をしていない部位が閉塞して、突然、心筋梗塞を起こして死にいたる危険性もあります。

今まで国際的に発表されたエビデンスから見ると、再発の確率がきわめて低く、心筋梗塞の予防をしたいと思うのならば、外科手術を受けたほうが、長生きする確率はかなり高くなります。ただ、カテーテル治療でも1枝（血管1本）や2枝（血管２本）だけでしたら、外科手術のほうが再発の確率は低いことに変わりはありませんが、その差は僅差なので、そのときの患者さんの状況を総合的に考えてカテーテル治療を選択することは間違いではありません。

心臓病は、日本の三大疾患の一つです。おそらく、狭心症でカテーテル治療を受けた方も大勢いるかと思います。そういう方々は、低侵襲の裏に隠された、これらの真実をどこまでご存知なのでしょうか。たぶん、知らずに内科的治療を受けている方が多くおられると思います。

時には高いハードルを越えよ

こんな事態になってしまっているのには、いくつかの理由があります。

一つには、メディアの責任が大きい。医療に詳しくもない記者が、医療の先端技術として低侵襲治療をもてはやしています。

さらにカテーテル治療で大きな利益を得ている会社もあり、メディアでは取り上げづらい側面もあるはずです。はっきり申し上げると、病院にとってもカテーテル治療はありがたい。患者さんの入院日数が短く、1日に多くの症例をこなせ、利益を得やすいのですから。

ほかには、患者さんへの医師の説明の仕方が挙げられます。狭心症の患者さんには、カテーテル治療と外科手術の、それぞれのメリットとデメリットが説明されますが、すでにお話しした通り、今の主流は低侵襲で、しかもゲートキーパーとして患者さんが最初に受診するのは循環器内科。内科のクリニックや外科のない病院では、自ずと「低侵襲」「簡単」「再発率は低い」との言葉が患者さんの頭に残る説明になります。

目の前に高いハードルと低いハードルがあります。高いハードルは、越えるのが少し難儀ですが、越えれば大きなメリットがある。かたや低いハードルは、越えるのは簡単ですが、メリットは小さい。そういうとき、人はハードルが低いほう、直近で面倒がなさそうなほうを選びやすいのですね。5年ぐらいのレベルで何も起きなければ、10年の長期になって何か起こる確率が高かったとしても、当面、楽な医療に人間は走りやすいのです。

しかし、そうであっても患者さんはカテーテル治療を選択していることになるので、再発したときには、バイパス手術にしておけば再発の確率は低かったのに――などとの説明はされません。再発するのは治療を受けて何年もたってからですから、患者さんも、カテーテル治療と再発を結び付けては考えないのです。ステント内閉塞などで急死した場合には、解剖するわけでもありませんから狭心症や心筋梗塞の発作で片づけられます。

良くないのは、再狭窄が起きたとき、あるいは、別の部分で狭窄が起きたときに、再度、カテーテル治療をすること。ステントを10カ所も入れている患者さんもいらっしゃいます。また、既述したように再狭窄の可能性が高いので、カテーテル治療そのものは、3日程度の入院ですみますが、しょっちゅう調子が悪くなって、結局は年中病院に通院する羽目になるのです。我々の調査でもステントが4カ所以上入ったケースでは、バイパス手術よりも医療費は高くなるし、累積した入院日数は長くなります。

私は、カテーテル治療がすべてダメだと考えているわけではありません。既述したように、狭心症で1枝、2枝の2カ所程度の軽症の疾患でカテーテルを使うのであれば、外科手術と長期成績はあまり変わらないので、選択肢の一つにしていいでしょう。

また、狭心症ではなく、心筋梗塞の場合には、カテーテル治療が外科手術よりも完全にすぐれています。心筋梗塞では、血流の詰まりをいかに早く取り除くかで、予後が大きく変わってきます。外科手術は用意から手術までに時間がかかりますが、カテーテル治療であれば、発症から2時間か3時間の内に血流の詰まりを解消できます。

要は、心臓疾患にかかわらず、緊急な場合を除いては、内科の医師に低侵襲の治療を勧められても、外科手術の選択肢がある場合には、必ず総合病院に行って外科医のセカンドオピニオンを求めることが大切なのです。内科医と外科医のそれぞれの意見をきちんと聞いて、治療方法を選択すべきです。

聞くなら内科医と外科医両方の意見を

私は先ほど、日本ではインフォームド・コンセントがしっかり行われていると申し上げました。しかし、たとえば内科医が行うカテーテル治療は外科の手術ではないので、治療説明は短時間ですし、外科手術の選択肢もあるといった説明はほとんどないはずです。たいへん手軽な治療方法との扱いです。

もちろん、セカンドオピニオンを求めた外科医の言うことを鵜呑みにしろと言っているのではありません。簡単ではないかもしれませんが、患者さんにとってベストなのは、何がいいかを最優先して考えてくれる内科医と外科医の意見を両方聞くことです。

私は、良心のもとに医療を行っている医師が、日本にも多くいると信じています。しかし、エビデンスに基づいた医療を行っているかどうかとなると疑問符がつきます。

患者さんにとって必要なのは、自分の疾患を知り、すべてを医師の責任にしない姿勢だと思います。真剣に自分の健康を考え、疾患と向き合い、自ら良くなろうとする努力をし、良い医療を求めてくだされば、あなたのことを一番に考え、ベストの治療方法を提案してくれる医師にきっと会えると思います。

第4章　左遷時代に学んだこと

私は昭和48年に東大医学部を卒業後、三井記念病院で外科レジデントを経験しました。それからボストンのマサチューセッツ総合病院で心臓手術中の心筋保護の研究をし、昭和55年に帰国してからは、埼玉医大にて心臓血管外科を専門に選びました。

その頃の私は、懸命に手術の腕を磨き、新しい手術法の開発にも挑戦し、充実した日々を送っていました。同じ志を持つ仲間と切磋琢磨し、若い医師への充実した教育と、患者さんへのより良い手術治療を目指して努力していました。

心臓血管外科の最前線で活躍できているという喜びを日々感じ、自分自身に対しても明るい将来像を思い描いていたように思います。

上司への意見具申で異動に

埼玉医大へ来て8年が経とうとしている頃、医局の運営について納得できないことがあり、私は上司に意見しました。

その数日後、公立昭和病院（東京都小平市にある地域の基幹病院）の心臓血管外科の創設に際し、部長待遇で行かないかとの話を上司から持ちかけられました。「部長待遇は、大学の教授クラスの扱いだ」と言われましたが、上司が私を厄介払いしたがっていたのは何となく感じていました。昭和病院は、今でこそ地域の基幹病院として確固たる存在感を示していますが、当時は私の専門である心臓血管外科はありませんでした。まだまだ埼玉医大で新しい医学、医療を目指して頑張りたいと考えていた私にとっては気が進まないものでした。

人事に不満があるのであれば、拒否したり、別の病院に勤務すればいいとお考えになる方もいるでしょう。けれども、そう簡単にはいきませんでした。昭和の終わり頃、心臓血管外科は、まだまだマイナーな分野で、標榜している医療機関は多くなく、私を受け入れてくれるような施設もありませんでした。

私が心臓血管外科を立ち上げることになった公立昭和病院から、以前の勤務先である埼玉医大への心臓血管外科の紹介患者は年間5例ぐらいでしたので、異動後の手術数が激減するのは明らかでした。これからバンバン手術をしたいと思っていた私は、この人事異動によって心臓血管外科医としての将来を閉ざされたように感じました。「あたたかく迎え入れてくれた公立昭和病院の人たちのために頑張ろう」と新たに気持ちを入れ替えたつもりでしたが、時に心は虚ろになり、気力も失せることがありました。

そのような自信のない、どうしようもないような虚脱感の淵から生還できたのは、患者さんのお陰です。

新しい勤務先では、異動当初は手術があまりなかったので時間に余裕ができ、私はしばしば病棟に患者さんを訪ねるようになりました。通常の回診とは違う時間帯に突然顔を出す私に、最初、患者さんたちは驚いた様子でしたが、体を起こし、対応してくれました。普段とは違い、時間に制約のない会話です。患者さんのベッドの横の小さな椅子に腰かけ、手術のこと、治療のことを中心に、よもやま話を交え、ゆったりとしたやり取りをしました。

異動以来、落ち込んだ日々を送っていた私は、クリスマスの夕方、妻に引っ張られて子供たちと四谷の聖イグナチオ教会のミサに行きました。子供だけでなく、大人たちも少しウキウキしていて――。私は、ずいぶん感傷的にもなっていたのでしょう、それだけで、何か癒されるような気がしました。

少し癒された心に、スペイン人の神父様のお祈りの言葉が染み入ってきました。子供たちの仲間である神父様は、祭壇の前で手を組んで、なんと「神様、いたずらをさせてください」と祈ったのです。

普通であれば「良い子になるようにお力を貸してください」といったような祈りの言葉が発せられるところですが、子供本来の罪のないいたずらをさせて、おおらかに育ててください、そしてありのままの子供たちを受け入れてくださいというような祈りだったと思います。私だけでなく、子供たちも、一瞬、びっくりしたようでした。私は心の中では落ち込んでいる自分を責めていたのですが、「今の落ち込んでいるそのままの姿で、ありのままでいいのですよ」と言われた気がしました。そして、今のままの私を受け入れてくれている患者さんたちに思いいたりました。

当時、勤務先病院の地域では、心臓の手術が必要と診断された患者さんは皆、都心の大学病院に行っていました。そういった地域の常識を乗り越えて、できたばかりの心臓血管外科の、しかも自信もプライドも将来の望みも失いかけた私を患者さんは受け入れ、すべてを露わにし、命を預けてくれている。

私は、悪いことをした後ろめたさはありませんでしたが、しょげかえっている自分をどこか責めていました。この状況を打開するために何かできるのではないか、何かしなくてはいけないのではないか――。しかし、できることなど一つもなく、いっぱいいっぱいの状況でした。埼玉医大の関係者も、異動前に比べどこかよそよそしくなっていました。しかし、患者さんの態度は、まったく変わりません。今の私を信頼し、慕ってくれました。「先生、よろしくお願いします」と言ってくれた。あたたかい態度は、ありがたいとしか言いようがありませんでした。

医師は患者によって生かされる

自分は、医師として何も失ってはいない。患者さんを治し、元気づけることができる。

これ以上の何を望むと言うのか――。

私は患者さんに囲まれて、徐々に元気を取り戻していきました。医療とは、医師が患者さんを生かすだけではなく、患者さんによって医師も生かされるのだと私は気づかされました。だから、我々医療者は「患者とともに生きなければならない」と深く悟るようになりました。

診察室で対面している医師と患者さんの姿を、「医師が患者さんから症状を聞いている」「医師が患者さんを診療している」というような一方的なやり取りの風景と考える人が多いですが、実はそのとき、医師だって患者さんから得ているものはたくさんあります。患者さんを注意深く診ていると予想外の展開に新たな知識を得たり、患者さんが教科書に書いていないような反応を示したり、患者さんは我々医師が知らないさまざまなことを教えてくれます。「医師は一生勉強である」と言われているのもそのことを如実に表しています。患者はその良い教師である。最期の時を迎えた患者さんが家族のあたたかな愛情と尊敬の中で静かに息を引き取るときは、人間としてさぞ立派な人生を歩んだのだろうと思うこともあります。

プロフェッショナルとして人の命を預かる仕事ですから、自分が立てた治療計画が奏功し、病気を克服するケースの一つひとつが自信につながり、成長させてくれます。治療の甲斐なく命を落とされたケースからも、学ぶべきことが多くあります。つまり、医師は、患者さんの生命力の所行に、大きく影響されて生きているのです。

人がいて、命があります。人の命には限りがあり、完全でもないため、ある日病気をし、時には怪我をし、命に不具合が生じ、思いがけず命を終える人が出る。それを食い止め、少しでも長く、良く生きられるよう手助けするために医療があります。

病気を治すのは患者の命の力

大切なのは、何が一番重要かです。残念ながら医療人の中には、まるで「医療があって、人がある」とでも言いたげな態度で横柄に振る舞う者が、いまだに存在します。あまつさえ患者さんご本人が、あまりに医師を頼りにして、診てもらえてありがたいという思いが高じてか、「お医者さんあっての私だ」と考え違いをしてしまうこともある。

間違わないでください。病気を治すのは患者さんの命の力であって、医師ではありません。医師は治癒の手助けはできますが、医師の力で治すことなどできません。家にたとえれば、病気は家全体が壊れているのではなく、一部の具合が悪くなったもので、雨漏りのようなものです。医師は雨漏りを直す程度はできますが、何もないところから設計図を書いて家を建てるような大仰なことはできません。

病気に関して万能の力を持つ医師の機嫌を損ねたら、治せる病気も治してもらえない。一昔前の多くの日本人は本気でそう思っていたため、まるで腫れ物に触るように医師に接したものです。しかし、医療の本質は今も当時も変わらず、「本当は患者さんの生命力頼み」です。

医師は医学部で6年間学び、卒業後も医師の活動の一環として最新の医学情報や医学技術に触れています。ですが、その医学自体がいまだ、生命の仕組みや病気のメカニズムを100％解き明かせていません。医師は一般国民よりは多くの知識や技術を身につけていますが、どれもが本当の真理に比べれば、不完全なものなのです。

ですから、「こうすれば、治るはずだ」「これを使えば、良くなることが多い」という処置をいくつか重ねます。時には後の研究により、それが正しくない方法であると分かることもあります。医師は真剣に最新で最善の治療を施そうとしますが、最終的には患者さん本人の生命がいかに病気に打ち勝ってくれるかにかかっている。つまり、あとは天に祈っている。医師というのは、そういう仕事なのです。

患者さんに救われて強くなった

医師と患者さんが織り成す医療とは、結局のところ患者さんの命の力を中心に成立していて、命の力から多くを得ている世界なのです。患者さんの命が回復することによって、医師の命も躍動しています。医師と患者さんがお互いの命を大切にすることにより、ともに生きることができ、その中でお互いに癒しを感じ、またお互いに生きる希望、生き甲斐を感じることができるのだと思います。「ともに生きる」ということは医療の真理であると同時に、人間としての生き方の基本ではないかと感じます。

医療とは、誰かが誰かに一方的に与えるものなどではない。患者さんも含め、かかわることになったすべての人々が、「ともに生きる」営みを展開する世界なのでしょう。

公立昭和病院に異動して約半年間、私は落ち込み、鬱々たる日々を送っていました。

そこから救ってくれたのは、患者さんの存在でした。

救われたあとの私は強くなりました。この地で骨を埋めてもいいと思うと、私の心は軽くなって解放され、それまで成績が悪かった胸部大動脈瘤手術を成功させるようになり、患者さんを救うために、手術におけるいろいろなアイデアが次から次へと湧いてきました。心臓血管外科の手術症例数は飛躍的な伸びを見せ、同じ方向を見る仲間たちと厳しくも楽しい日々をすごしました。

そうこうするうちに、アイデアの一つが日の目を見、世界の学会で発表できたことで、私は再び、心臓血管外科の最前線で研究と臨床の生活を送れるようになったのです。

今、私がこうしてあるのは、患者さんに救われたお陰でした。意に染まぬ異動の結果得たものは、患者さんとともに生きることの大切さでした。

第5章　「患者様」を廃止した理由

「どういう病院が良い病院か？」「どのようにすれば良い医師に巡り会えるのか？」といった質問を受けることがよくあります。明確に答えられればいいのですが、残念ながら医療の世界にいる私にもわかりません。

多少、参考らしいことを言うならば、やはり口コミでしょうか。その病院に入院したり、受診した経験のある方に、満足できたか、どこが不満だったか、スタッフが親切だったかなどを聞いて情報収集することは有効でしょう。

ただ、患者さんと病院や医師にも相性というものがあるので、最終的には、情報を絞り込んだ後、自分自身で実際に外来受診をし、患者さんの立場に立った医療が展開されているか、自分の治療を任せられるか否かを判断するしかありません。

「上から目線」も「下から目線」も間違い

患者さんは、初めての病院に来院するとき、緊張するだろうと思います。なんと言っても、患者さんは体調不良で、病名もわからず、不安なわけです。そんな精神状態で、初めての病院では医師とも初対面ですから、相当な緊張感につつまれているのは想像に難くありません。

だから医師は、患者さんが誰であっても、ともかくは、あたたかく受け入れようとしなければならないと思っています。「治してやる」といった上から目線はもってのほか、病と闘う同じ仲間として受け入れられれば、患者さんはすごく安心するでしょう。

患者さんを緊張から解放するために、私は、患者さんが診察室に入った瞬間を大切にしています。笑顔を向けて「こんにちは」と挨拶をします。カチカチに緊張した患者さんに横柄に振る舞って、「すみません」「申し訳ない」という気持ちにさせるか、リラックスさせるかでは、患者さんから得られる情報量が違ってくるので、その後の治療にきわめて大きな差が生じてきます。

大規模病院の医師の態度が理不尽に高飛車だった時代があり、診察してもらうことに対して「先生にお手を煩わせて、申し訳ない」「すみません」と何度もおっしゃる患者さんが多くいます。そんな患者さんに出会うと、むしろこちらのほうが申し訳ない気持ちになります。

最初の言葉は「こんにちは」。口調も非常に大事。優しく、優しく言います。さらに、「そこにどうぞお座りください」と勧め、「どうしましたか?」と水を向けて会話が始まります。できるだけリラックスしてなんでも話せる雰囲気をつくることがとても大切です。

繰り返しますと、「治してやる」といった上から目線はもってのほかですが、「下から目線」も私は反対です。

ここ数年、医療機関では「患者様」という言葉を使うところが多くなりました。実は三井記念病院も、私が院長になるまでは、院内で「患者様」と呼ぶように統一されていました。私は、医師と患者さんは病と闘う同じ仲間であるとの考え方から、院長に就任してすぐに「患者様」という呼び方を廃止し、「患者さん」と呼ぶように決めました。

もちろん、院内のスタッフには、なぜ呼び方を変えるのかを丁寧に説明しました。

若いときから誰からも「先生」と呼ばれるため、医師には態度が横柄な人物がいるのは事実です。患者さんを雑に扱う医師も多くいたと思います。その点に対する国民のストレスは、1990年代に立て続けに起きた医療事故で爆発したと言っていいのではないでしょうか。患者さんは医師に不信感を抱くようになり、それを露わにするようになりました。

医療はサービス業の一つ。サービス業なら顧客である患者さんには、相応の態度で接するべき。そんな考え方が生まれたのもこのときです。訴訟数も増加すると、医療界は極端な反応をし始めました。その最たるものが、「患者様」という呼び方です。

「○○様」という呼び方は、上下関係の象徴です。つまり、患者さんは医師より偉いということを暗に示しています。患者の不信感を拭うための対策の一つとして採用している医療機関が多いのでしょうが、それは逆効果だと思います。自分が偉いと扱われれば、勘違いをする患者さんが現れるのも致し方ないでしょう。事実、近年、医療機関や医療従事者に対して理不尽な要求をし、聞き入れられないと暴力までふるう、いわゆるモンスターペイシェントと称される患者さんが生まれ、社会現象にもなってしまいました。

果たして患者さんは医師との間の上下関係を望んでいるのでしょうか。大半の方は、「○○様」と呼ばれることに、よそよそしさや居心地の悪さを感じたり、表面的な敬意の表明だと思ったりしているようです。

「がんばりましょう」

医師と患者さんは、病を媒介にして、生かし生かされる関係です。協力して病に立ち向かう二者は、同じステージにいるべきです。同じステージにいるのですから、二者は対等。したがって、医師は「患者さん」と呼ぶべきだというのが私の信条です。

患者さんに自分が同志だと思ってもらいたいと意識して、患者さんにかけている言葉が、「がんばりましょう」です。「がんばってください」でもなく、「がんばります」でもなく、「がんばりましょう」です。

医療とは、医師が患者さんの生きる力に頼りながら治療を行うこと。生命を持った患者さんと医師の二者の共同作業です。医師だけががんばっても、患者さんだけががんばってもダメ。医師と患者さんがともにがんばって初めて病は克服されます。

実は、この「がんばりましょう」という言葉は、私が手術を執刀するようになってから、無意識のうちに患者さんにかけるようになった言葉です。いつからかは失念しましたが、手術の前に患者さんのベッドサイドに行って「がんばりましょう」と言うようになっていました。しばらくして、数人の患者さんに「先生の『がんばりましょう』という言葉に勇気づけられた」と言われました。それ以降、意識して患者さんに、この言葉をかけるようになりました。

最近は電子カルテが普及したので、会話が始まった途端にコンピューターに向き合い、患者さんの顔もろくに見ずに、質問をつづける医師がいますが、私から言えば言語道断です。まずは、患者さんの眼を見ながら、いろいろな話を聞くべきでしょう。患者さんの話す表情からも、疾患に関するたくさんの情報を得られます。

触診で得られるもの

呆れるのは、患者さんの顔を見ないどころか、体にいっさい触れずに問診を終える医師もいるという事実です。患者さんをリラックスさせ、医師との距離を縮めるためにもスキンシップは大事ですが、診断をするのに触診も聴診もしないとは、医師の怠慢としか言いようがありません。

どの科でも一応最初は聴診をやって、呼吸音や心音を聞くべきです。もしかしたら、雑音があるかもしれません。心臓でできた血栓が脳に運ばれて脳梗塞になることもありますが、そんな大病も聴診で判明することもあるのです。聴診は診察のＡＢＣです。

私も過去に痛い経験をしました。胸と背中、お腹に聴診器を当てて音を聞いたのですが、足の付け根の周辺の音を聞くのを怠り、重篤な疾患を見逃してしまったのです。胸やお腹を聴診するのは、狭窄があったら雑音が聞こえるからです。頸部に狭窄があるとサーサーサーと音がします。

お臍の両脇ぐらいの所に左右の腎臓があります。そこに聴診器を当てると、腎動脈に狭窄があっても雑音がします。腎動脈に狭窄ができると高血圧の原因となるので、聴診は心臓血管外科医にとっても診察するうえでの基本なわけです。

その患者さんの場合、ＣＴで足の付け根に動静脈シャント（動脈から静脈へ直接血液

が流れること）があるのが分かりました。CTなんてしなくても、私が医者にとって最

も基本といっていい聴診をしっかりとしていれば、もっと早くにわかったのにと、ずい

ぶん反省しました。

前述したように、触診も聴診と同じで、診断をするにはきわめて重要です。触ること

で、わかる症状はたくさんあります。それに、患者さんには、ちゃんと診てもらいたい

という気持ちがあり、お腹が痛いときには、お腹の痛い部分がどこかを触って探っても

らいたいわけです。触診をいっさいしなければ、「触らないで、この人、わかるのだろ

うか」という不安な気持ちと不満を持つでしょう。

触診のときの医師の態度が優しければ、患者さんもホッとするし、乱暴だったら、

「このお医者さん、嫌だな」と思う。患者さんとの信頼関係を築くきっかけをつくるに

も触診は非常に有効です。

患者を怒らない

最後に、もう一つ心掛けていることを。それは、怒らないことです。たとえば、患者

さんが、きちんと薬を飲まなかったり、悪い生活習慣を改めなかったりしたとき、怒る医師がいます。しかし、いくら患者さんを心配しているからといえども、怒ってはいけません。次回から、患者さんは何も言えなくなってしまう。最悪な場合には、通院をしなくなります。

怒られるようなことを言わなくなってしまっては、治療にも影響してきます。とにかく、いいことも悪いこともなんでも正直に言ってもらうことが、医師にとっても良いわけですから、どんな状況であっても患者さんを怒る医師であってはならないでしょう。

さらに、心臓血管外科医として心掛けているのは、「いつでも、急変したら連絡をください」と、診療の最後に言うことです。私は、大動脈瘤の専門医です。大動脈瘤の患者さんの瘤は、いつ破裂するかわかりません。診察に来て、翌週のこの日に入院しましょうと予定して、その前日に瘤が破裂して亡くなった人もいます。入院中に、「明日、手術しましょう」と言って、その前日に病棟で破裂して亡くなった人も見ました。

そこで、患者さんには破裂したときの症状がどんなものかを前もって説明しておきます。患者さんの中には、痛みを我慢して朝まで待って来院しようと考える人もいます。

しかし、動脈瘤が破裂したら、1分1秒が生死を分けるので、とにかく遠慮などせずに救急車を呼ぶなり、家族に運んでもらうなりして病院に来るよう、あらかじめこう伝えます。

「説明したような痛みが起きたら、夜中の2時でも3時でも、必ず病院に電話してください。私は必ず駆けつけますから」

第6章　迷惑がられても当直します！

先日、17年ぶりに当直をしました。病院長になって、6年目のことです。当院では、「断らない医療」を掲げています。しかし、毎日の医事課からの報告書を見ると、患者さんを断っている場合がありました。責任者に聞いてみると、それぞれの事例で、問題がある患者さんだった、あるいは若手の医師のみに当直が集中しがちで十分なマンパワーを確保できなかった、などの説明があるのですが、なんとなく納得がいきません。

「患者さんに問題がある」とは実際にどういうことなのか。マンパワーが足りないのならば、もっと志願者を増やせばいい。救急医療の現場の実態を知るため、若い人に当直が集中している現状に一石を投じるためにも、かけ声だけでなく、自ら率先して当直をしてみることを思い立ちました。

ここまで読んで、「迷惑な上司だ」と思われる方がたくさんいらっしゃるだろうことは、素直に受け入れます。現場に上司が出てくると、実際に仕事をしている人たちに、余計な気を使わせることになる。それはわかっていましたが、現場を見ずに物申すのは職員にとってもっと迷惑だと勝手に判断しました。

救急センターが「保健室」?

実は、病院長就任から私が今回の当直を断行するまでには、紆余曲折、試行錯誤がありました。

まず、私が院長に就任時、表向きには三井記念病院は「2次救急受け入れ施設」として認定されていました。救急医療は1次、2次、3次の3段階に分かれています。日本救急医学会ER検討委員会によると、1次救急:軽症患者(帰宅可能患者)に対する救急医療、2次救急:中等症患者(一般病棟入院患者)に対する救急医療、3次救急:重症患者(集中治療室入院患者)に対する救急医療となりますが、実際のところ当時の三井記念病院は救急医療を余り熱心に行っていませんでした。かろうじて、かかりつけの患者さんが訪れたり、循環器内科の医師に熱心な者がおり、循環器疾患の救急患者がいる場合には、当院に運ばれてきていました。

前の職場である東大病院時代に見知っていた消防署の救急隊員に、「今度、三井記念に移るので引き続きよろしく」と言うと、「あれ？　三井記念は確か、救急はやっていませんよね」と答えられ、「え？」とこちらが驚くことになりました。

「え？」は、続きました。私の院長就任と並行するようにして、病院の改築工事が進んでいたのですが、ほぼできあがりつつあった救急センターを見に行くと、いわゆる「保健室」だったのです。ベッドの横には丸椅子があって、水銀柱の血圧計（自動血圧計ではありませんでした）と、やはり水銀の体温計——。一昔前の医療器具が並んでいるだけだったのです。

私が院長になった年、「救急をやるぞ！」と号令をかけた結果、年間の受け入れ患者数は激増していました。その数字だけを見て安心していたのですが、実際は私の檄により各科が無理をして救急患者を断らなくなっただけで、充実した救急医療が展開されていたわけではありませんでした。当直の医師たちが疲弊しきっており、患者さんに対して的確な対応ができていない現実を、新たにできた救急センターが映し出していました。

保健室を思わせる新救急センターにはモニター類もありません。あげく、狭いスペースのほぼ中央に、インフルエンザや感染症患者など隔離が必要な患者さんを収容するための箱型に仕切られた部屋がありました。空いたスペースにベッドやストレッチャーが並んでいるのですが、いかんせん狭く、処置をするのに医療者同士がぶつかってしまうようなつくりでした。

想定外の新たな救急医療センター——。すぐに救急部の責任者を呼び、彼自身の意見を具申してもらうことにしました。彼からあがってきた意見書の内容は、救急センターそのもののスペースを広くすること、箱型に仕切られた部屋の壁を取り払うこと、救急搬送車の専用の道路をつくること（歩いて来院する方と車の道路が一緒だった！）、患者家族の方の待合室の設置、各種モニターの整備などでした。感染症の患者さんの搬送経路と隔離スペースも、新たにコンパクトにつくることが提案されました。いずれの提案も実にもっとも。逆に言えば、三井記念病院の救急医療はそれまで、十分なものとは言えない状態でした。

ただ、ある意味、それで良かった時代が続いていたことは確かなのです。当院の周辺には、東大病院、順天堂大病院、東京医科歯科大病院などがあり、当院も含めて「病院銀座」と呼ばれています。三井記念が血眼になって救急医療を行わなくても、他の施設が救急医療に取り組んでおり、当院が救急患者を受け入れる必要性に迫られてはいませんでした。

しかし、いつまでも、そういう状況に胡坐をかいてはいられません。地域住民により信頼される病院になるためには、断らない医療、救急患者の受け入れは必須条件です。私は、救急の責任者の提案をもとに、救急センターの改修工事を決断しました。

図面レベルでの変更ではなく、ほぼできあがっているものを壊して作り直すのですから、たいへんな出費になります。けれども、ひるまず断行しました。反対意見はあったと思いますが、私のところまでは届かず、執行部の会議では確信を持って改修を宣言し、工事は急ピッチで進みました。

救急医療の現場に立ち会う

器はできあがりました。救急の医療現場の風景はずいぶん変わったはずなのですが、冒頭に書きましたように、まだまだ不十分に思われました。同時に、当直医の疲弊が改善されていないとの報告を受けました。各診療科、それぞれの伝統で、ある年齢以上の医師は当直を免除され、レジデント（研修医）や若い医師に当直が集中している。40歳代以上の医師が少しでも当直をしてくれれば、かなり楽になるはずなのですが、院長としては、各科の長を飛び越して、中堅の医師に意見をすることはできません。そこで、院長の当直を計画したのです。

当直は、2回しました。1回目の当直では、本当に珍しく、ほとんど患者さんが搬送されず、「お札効果」と言われてしまいました。

ところが2回目には、午後4時半から深夜0時まで救急センターにいたのですが、長蛇の列で、皆が息もつけないほどの忙しさでした。

たくさんの患者さんがいる中で、ちょっとよろけて顔面を軽く打ちつけ、目の上から出血している老人がいました。彼は軽傷でしたので優先順位が低く、部屋の片隅で寝かされていました。私は、足手まといになってはいけないと、その患者さんの止血にまわり、しばらくしても血が止まらないので、針で縫う処置をしました。周囲は「院長にできることがあって良かった」と感じていたようです。

周囲に気を遣わせてしまって申し訳なかったのですが、救急センターで当直に参加したことで、大きな収穫を得られたと思っています。

救急車のたらい回しが、しばしば社会問題になりますが、救急医療の現場はなかなかたいへんです。患者さんが救急車をタクシー代わりに使って病院にきたり、昼間、待って受診するのがいやだからと、いわゆるコンビニ受診で来院する患者さんもいます。さらに、精神疾患で電話をかけてきて、よくわからないことを話しまくる患者さんもいる。そんな電話を実際に受けたとき、私はどう対応して良いのかまったくわかりませんでした。酔って暴力をふるったりする者や、危険ドラッグ使用者が来院して警察に届けたこともあると聞きました。

2回目の当直の日に、どうしても診断がつけられない患者さんがおり、東大の神経内科の先生に連絡をすると、ＭＲＩで検査をして診療してくださるとのことで、当直ではない神経内科の医師に患者さんを連れて行ってもらい、検査を終え戻ってきました。私が目指す「全員体制の医療」がまさに実現されているのを目の当たりにして感激しました。

「断らない医療」は間違ったテーマではありませんが、どのようにして実現するのかには熟考が必要なのだと、現場に出てみて初めてわかりました。

救急医療に関しては社会問題にもなりますが、病院長でさえ把握できていないのですから、一般の方がよくご存じないのも当然です。私は、院長として反省し、自らがきちんと現場を理解したうえで、救急医療の現状を一般の方々が理解できるようにすることも大事な仕事だと痛感しました。救急医が必死になってなんとか維持している日本の救急体制をめぐる問題は、医療提供者と社会の両者が、その現場を正しく把握することでしか解決は図れないでしょう。

第7章　ヨン様とモーツァルト

私は、音楽とは生きる喜びであり、ときには生きる悲しみにつながっているのだと感じています。人間はうれしいときにも、悲しいときにも歌を歌います。生きることと音楽は切っても切れない関係にあるのです。健康な人の心も揺らす音楽ですから、病を得た患者さんの心には、よけい響くことは容易に想像できます。

三井記念病院では患者さんのために一月に一度ボランティア・コンサートが開かれています。

涙を流す患者たち

ボランティア・コンサートを聴きに来られる患者さんの中には手術待ちの方、手術が終わってほっとした方、内科の病気で手術はしないけれど点滴治療を受けている方やそのご家族やお見舞いに来られた方などがおられます。車いすや移動用のベッドで来られる方もおられます。闘病生活の中で、ひと時でもほっとする時間を持ちたいと思われているのだろうと思います。

がんの宣告を受けた方もおられます。人生の中でも比較的短時間のうちに非常に濃密な経験をした方たちの耳に聞こえてくるベートーベンやモーツァルトは、それまでに聞いていたのとはまた違った音色と雰囲気を醸し出すのでしょう、涙を流す方もおられます。そんなに大きくはない講堂ですので、演奏者にとっても一人ひとりの聴衆の顔つき、しぐさが手に取るようにわかります。演奏者もその涙を見て、音楽の力を感じながら、感激して益々興に乗って演奏ができるようです。音楽を通して、命と心の通い合いがあるように私は感じます。

立派な音楽堂やコンサートホールなどでの演奏会はそれはそれで感激し、生きる喜びを感じることができますが、涙までは出ないし、席の近くで涙を出している人も見たことはありません。しかし、町の病院の小さな講堂でのこのような演奏会は演奏者と聴衆が一体となることができるし、涙を通して心が通じ合うことができるのだと思います。

そのような心の籠った演奏会は演奏家にとっても貴重なのか、病院でのコンサートは有名な演奏家から街の音楽家まで希望者が目白押しで、1年先まで予約で詰まっています。病院側にとっても、患者さんにとっても嬉しいことです。

ボランティア・コンサートは、外来棟7階の講堂で行われます。私が院長に就任し、提案してスタートしたのですが、コンサートを可能にした講堂は、本当に瓢箪から駒のような偶然から生まれました。

前章で記したように、三井記念病院は私が院長就任の時期、ちょうど全面改築の最中でした。更地からではなく古くなった建物を壊しながらの工事でしたので、開始から全面オープンまで5年を要しました。改築のプラニングについて私は関与しておらず、すべては就任前に決まっていたのですが、その前に図面を見せてもらい、「どうしても変更したい部分がある」と言い出したときの事務方の困惑した顔を今も覚えています。

私が変更を求めたのは、外来棟7階の会議室と食堂部分です。2つの部屋を区切っていた壁を可動式にしてほしいと提案しました。病院職員は1000人以上で、もちろん病院は24時間動いていますから、その全員を招集することは無理でしたが、せめて半分ぐらいは一堂に会せるスペースをつくりたかったのです。職員が一丸になって医療に対してともに歩むためのコンセンサスをとるには、場の設定が必要だと考えました。なんとか設計変更が間に合い、希望通り壁は可動式となり、何かのときには広い講堂を設けられるようになったというわけです。

そして、新たな講堂を見ているうちに、職員が集まるだけでなく、コンサートを開催しては——と思いつきました。

コンサートには地域住民も参加できます。毎月集まる50～100名ほどの聴衆の中には、患者さんではない地域住民の方々もいます。地域に開かれた病院になりたいという我々の思いもこうやって叶うことになりました。

忘れもしません。2010年夏に外来棟が完成し、講堂で行われる初めてのコンサートのために、NHK交響楽団のカルテットに来ていただきました。私は、本番前の練習のときに演奏者に挨拶しようと、急いで7階までの階段を上っていたところ、6階まで来ると、カルテットの音が美しく、しかも大きく響いているのが聞こえました。7階の天井は装飾のためこげ茶色のシックな板が張ってあり、音響効果とも相まって、すばらしい環境を生み出していたのです。カルテットなのにオーケストラが演奏しているかのような迫力の音で、しばし6階の踊り場で聞き入ってしまいました。

その1年後の2011年9月、創立100周年記念の病院全体の改築計画が完成し、グランドオープンの記念すべきコンサートに来て下さったのが、世界的に著名なソプラノ歌手の中丸三千繪さんでした。丁度そのとき、社会福祉法人三井記念病院の幹事会社の一つである三井不動産株式会社が創立70周年を迎え、「何か記念になるものを三井記念病院に寄付したい」という申し出があり、世界的なソプラノ歌手に相応しい超一流のスタインウェイのピアノを寄付していただけることになりました。

スタインウェイの音量はもちろん、音色も超一流でした。しかも音響効果の良い講堂での素晴らしいコンサートでした。オペラのアリアのコロラトゥーラは天にも昇る気持ちで聞きました。患者さんにも天使の歌声のように聞こえたのではないでしょうか。

ヨン様効果

患者さんの中には音楽療法を自ら取り入れている方もいます。私は、健康と音楽の因果関係を否定しません。生命は未知の部分が多く、音楽が我々の命に何かの影響を与える可能性はきっとあるだろうと思っています。

乳牛にモーツァルトの曲を聞かせると、搾乳の量が増えたなどという話もあります。非科学的なのかもしれませんが、命のすべてが科学では説明できないのですから、根拠のない話であると論破はできないでしょう。

このように、音楽は病気の経過にもいい影響を及ぼすだろうと思いますが、また違った面で病気の治癒過程に思いのほかいい影響を与えたお話をご紹介しましょう。

大動脈瘤が大きくなるとともに感染症も併発していた患者さんのたいへん難しい手術をしました。その患者さんは、韓流スターのペ・ヨンジュンさんの大ファンで、ICU（集中治療室）に入室したときに看護師にどうしてもと頼んで、ベッドの横の壁にヨン様のポスターを貼ってもらっていました。助かるかどうかの大手術を終え、あとは患者さんの命の力頼みだったのですが、その後、まるで奇跡のように回復していきました。

医療スタッフは、「ヨン様効果」だと誰もが言ったものです。

　私は手術をしますが、自分が治しているとは思っていません。手術が成功しても思わぬ合併症で亡くなる方もいれば、手術をしても治るかどうかわからない患者さんが奇跡的に回復するケースもあります。運命の分かれ目がどこにあるのかわかりませんが、患者さんの気持ちは想像を超えてセンシティブで、何かに心を動かされることが多く、それが病と闘う命に影響することは確かだと思います。そのような命を持った患者さんのことを医療者は理解すべきですし、またそのような患者さんとともに生きなければならないと医療者は心に深く思いを刻むべきと考えます。

第8章　周辺開業医への「お中元大作戦」

三井記念病院は、周辺の開業医の先生方から見るとかなり敷居が高く、どちらかというと地域の開業医の先生方との連携は、少ない方でした。

当院の医師は良い意味でも悪い意味でもプライドが高く、自分の治療方法に自信を持っているのだと思います。開業医の先生に逆紹介することを躊躇する医師がいたことも事実です。ですから以前は、地域の開業医の先生方から患者さんを紹介される、あるいは地域の開業医に患者さんを戻すという逆紹介もあまり行われていませんでした。

けれども今、地域で中心的に機能する基幹病院で初診から完治までを見届ける医療ができなくなっています。昔は、交通事故による外傷など急性期疾患患者がメインでしたので、基幹病院に運ばれ、入院して完治、その後は定期検診という流れができていたのですが、近年の急激な高齢化による疾病構造の変化で、糖尿病やがんなどの慢性期疾患の患者が急増し、完治のない通院の医療が当たり前になりました。

本来、慢性期疾患であれば、開業医の医師に診てもらいきめ細かい医療を提供されるのが一番いいはずなのですが、日本では、医療分野の細分化が進むとともに人々の間に専門科医志向が高まり、高い専門性を有する医師のいる大病院に患者さんが集まる傾向が強くあります。そんなこともあって現在、基幹病院はパンク状態になっています。大きな有名病院の外来待合室が、診察を待つ新しい患者さんでごった返している光景を見て、驚かれる方も多くいらっしゃるかと思います。

大病院に行く傾向にこのまま歯止めがかからなければ、本当に基幹病院での診療が必要な患者さんが十分な治療を受けられないばかりか、医療現場の医師も患者数をこなすために疲弊し、医療費は高くなるばかりです。そこで、厚生労働省が提唱して始めたのが、「病診連携」です。「病診連携」は文字通り、病院と診療所の連携で、診療所が手におえない患者さんを連携先の病院に紹介して、病院は症状が落ち着いたら、紹介された診療所に患者を戻すというものです。

基幹病院を冷ややかに見ていた開業医

「病診連携」は、どのように推し進められているのか。

具体的には高度な医療を提供する基幹病院に受診する際には、かかりつけ医、つまり診療所の先生方の紹介状を提示することを義務付ける制度が導入されました。さらに、紹介状を持っていないにもかかわらず基幹病院での診療を希望する患者さんは、初診料として別料金を支払うことになっています。この別料金は、医療機関によって若干の差がありますが、当院では5400円です。

診療所の紹介状がないときには、安くない初診料を支払わなければならなくなる。そうなれば、初診は近隣の診療所で受けようとする患者が増えるに違いない――。大病院に押し寄せる患者さんを減らせると見込んでいた厚労省ですが、実際にはなかなか大病院志向がおさまる気配はなく、別料金の金額をどんどん上げるような施策が、毎年のように出されています。

病診連携を促進するもうひとつの施策が、地域医療支援病院の認定制度です。かかりつけ医に初診の患者が行く動線をつくったからには、その先生方が、これは手に負えないと判断したときに、すぐに後方支援してくれる病院がなければ安心して診療ができません。そこで、診療所の先生方が安心して患者さんを任せられ、症状が安定したら必ず患者さんを戻してくれる病院として、厚労省が地域医療支援病院を認定することになったわけです。

定められた紹介率と逆紹介率をクリアして地域医療支援病院に認定されれば、診療報酬も有利になりますし、経過観察で十分な数の患者さんを開業医の先生にお願いできるので、本当に高次医療が必要な患者さんに力を注げます。そこで、当院も地域医療支援病院の認定をとることを目標にしました。

そして２０１３年、当院も地域医療支援病院の認定を受けました。私が院長に就任する前は42・０％の紹介率が、２０１１年には48・３％となり、２０１３年には56・６％にもなっています。そのためには、それなりの努力が必要でした。

医師会の会合があるとの情報を得ると、そこに出席させていただき、「何かのときには当院に患者さんをご紹介ください。軽症になりましたらお戻しします」「軽症の患者さんが初診でいらしたときには、皆様のところにご紹介させてください」とアピールしました。「三井記念も、ずいぶん変わったね」と評価してくださる開業医の先生もいらっしゃいましたが、冷ややかな反応の先生方もかなりいらっしゃいました。

当然です。長年「上から目線」を続け、開業医の先生方に患者を紹介することは少なかったのですから。

開業医に医師が自ら出向く

どうせポーズだけだろう。そんな、開業医の先生方の気持ちを変え、本当に患者さんの利益になるための病診連携を実現するためには行動しなければならない。そこで、お中元作戦の大号令を出しました。

院長室には、いろいろなところからお中元が届きます。普通に届けられるものには、お礼状を秘書に書いてもらい、いただいたものを秘書に報告させ、職員に分けたりなどしています。ただ、ご持参いただいて、私が応対できなかったものに関しては、院長室に贈答品を持ってこさせ、自筆で礼状を書くようにしています。持参するという行為の重みに対して礼を尽くしたいと考えての行動です。

おそらくは、各科でもお中元、お歳暮の類は届いているのでしょうが、各科の医師は、それが当たり前だと思っていた。そして、自分のほうからお中元を贈るなどという発想は、まったくなかったと思います。

そこで、地域連携室（病院と診療所が地域で完結する医療を行うために、最近の基幹病院には、たいてい地域連携室が設けられています）で、菓子折りを用意して、各科の部長、科長クラスの医師に、最低3軒の開業医の先生のもとを訪れて、自らお中元を届け、ご挨拶するように指示をしました。上から目線の印象を簡単には払拭できるとは思っていませんが、高齢者医療は、地域の医療機関が力をあわせなければできないものです。そういう医療が求められている以上、三井記念病院もいつまでもお高く止まってはいられません。

日々の診療をこなすだけで精一杯、外出する時間などないのに――という声も聞こえてきましたが、敷居を高くしていたのは我々ですので、我々が行動を起こさなければ何も変わりません。忙しいのは承知していましたが、絶対にやってほしいとお願いしました。

　私も6軒ほど担当し、「お中元のお届けです」と言いながら、診療所や病院を訪問しました。当然かも知れませんが、相手はかなり驚いていました。

　ただ、直接訪問したことで、紹介・逆紹介をする関係の医療機関が、どのような環境で医療を行っているのかを知ったのはたいへん有意義でした。救急患者さんに実に懸命に対応している姿勢に共感を覚える経験もしました。また、以前はある意味ライバルだったわけですが、診療報酬の改定により病院経営が一段と厳しい状況となったことで、互いに協力してともに生き残っていきましょうという話題で盛り上がったりもしました。

　現在の厚労省の政策のもとでは、一人勝ちなどありえません。地域の医療機関がそれぞれの役割を認識し、役割を分担することでしか生き残りを図れないのです。その役割分担を明確にするためにも、直接、訪れて話し合うことには意味がありました。

　患者さんを紹介していただいたにもかかわらず、どうしても受け入れられず断った連携先にもうかがいましたが、院長がわざわざお中元を持って謝罪したという姿勢を評価してくださり、ぎくしゃくしていた関係が円滑になりました。

医療連携で必要なのは、顔の見える関係なのだと痛感している次第です。話をしていると、恩師が同じ人物だったり、思ってもいなかったご縁があったことが明らかになったり、趣味が偶然に一緒だったり、病院の基本理念やスタッフの構成を理解できたりと、いろいろな発見があります。連携の相手先の医療機関がどういうところなのか理解しないままに、そこからの紹介患者を受け入れる、逆に紹介するという行為は、あまりに無責任だと思うに到りました。

これからも、病院長自ら、お中元、お歳暮のお届け役を続けたいと考えています。

第9章　組織の「ミッション」を明確にすべし

ミッション（使命）ということは、私にとってずっと大きな課題です。なんのために自分は生きているのか？　中学生のころから考え続けてきて、今も考え続けています。私は、さまざまな立場で仕事をしてきました。そして、その場所における自分のミッションは何か、自分の属する組織のミッションが何かを明確にすることに努め、明らかになったならば、そのミッションを果たすべく全力で対処してきました。

三井記念病院は、私が病院長に着任した翌年に医療機能評価を受けることになり、着任した年の暮ごろから準備を始めました。医療機能評価で要求されることは多々ありますが、中でも一番大切だと考えられていることに、職員全員が病院の医療理念を暗記して、いつでも言えるということがあります。

しかし、私は職員にその時の医療理念を聞いてみましたが、ほとんどの職員は言うことができませんでした。その医療理念は借物で、本物でないということを認識するとともに、もっと分かりやすくしかも力強く我々をサポートするものに変えねばと思いました。医療理念とは、つまり、病院のミッションです。

三井記念病院のミッション

私が院長になる前の病院の医療理念は次の通りでした。

【医療理念】
三井記念病院は
全人的視点に立ち
最新・最良の医療を提供し
社会に貢献します

率直に言って、「全人的視点に立ち最新・最良の医療を提供し社会に貢献します」は、ミッションとしては十分ではないと思いました。なぜなら、最新・最良の医療を提供するのはなんのためなのか——という肝心な部分が抜けているからです。もしかして、最新・最良の医療は「医療者のための最新・最良の医療」かも分かりません。我々医療者が、懸命に最新・最良の医療の提供に努めるのは、なんのためか。ひとえに患者さんのためです。したがって、そこの部分を加えて変更しなければならないと考えました。
私が院長になって、新たに決めた三井記念病院の医療理念はこうなっています。

【医療理念】
三井記念病院は患者の生命《いのち》を大切にし
患者とともに生きる医療を行い
より良い社会のために貢献します

この医療理念を決めたときに、事務方のスタッフに「理念はわかりました。では、ミッションはなんですか？」と尋ねられたことがあります。おそらくその方は、「表向きの理念は理解したが、病院といえども利益が出なければ存続の危機に陥ってしまう。したがって、当院の本来のミッションは、苦しい経済状況の中で、生き残るために必要な施策であるべき」という考えであったのだろうと思います。

医療機関が儲けを気にしてはいけないとは、もちろん考えません。存続しなければ、いくら良い医療を提供していても意味がない。継続してこそ、患者さんに安心して医療を受けていただけます。しかし私は、それは施策であってミッションにはなりえないと考えます。

医療者は、患者さんの幸福と不幸、生と死に直面するがゆえに、常に真剣です。死を目前にした患者さんは、なんのために生きたのかと考える。その姿を見ても何一つできないとき、我々医療者も、自分たちはなんのために生きているのかと考えざるを得ません。

また、どんなに懸命に医療を行っても、しょせんは人間のやることです。患者さんが亡くなることもあり、訴訟を起こされることもある。そういうギリギリの状況にいつ追い込まれるかもしれないからこそ、やはり医療者には、なんのために医療をしているかを問うことが、とても大切なのです。医療者は、なんのために頑張るのか、その答えがミッションに含まれていなければ、医療者はあまりにやるせないでしょう。

私は、当院に籍を置く医療者が、迷わず生きていけるためにミッションを変更しました。ミッションは組織運営において、まず最も大切にすべきものだというのが私の持論です。

警視庁のミッション策定

2011年7月から2014年7月にかけて、私は東京都公安委員となりました。公安委員は5人（注・現在は4人）いて、法曹界、経済界、行政畑、医療界OB、OGなどのメンバーで構成されています。

東京都公安委員とは、どういう職務を担うのか——ホームページから抜粋してご紹介します。

・東京都公安委員会は、警察の民主的運営と政治的中立性を確保するため、警察法に基づいて都民を代表する委員により構成され、独立した合議制の機関として警視庁を管理しています。

・公安委員会は、東京都の区域における警察事務のすべてにおいて、警視庁を管理する責任を負っていることから、警視庁の事務についての運営の準則その他当該事務を処理するにあたり準拠すべき基本的な方向又は方法を大綱方針として定め、これによる事前事後の監督を行っています。

具体的には、定例会議等において公安委員会の権限に属する事項について審議、決議を行うほか、事件・事故及び災害の発生状況と警察の取組み、治安情勢とそれを踏まえた警察の各種施策、組織や人事管理の状況等について報告を受け、これを指導することにより管理しています。

公安委員会の主な権限には、

＊警視庁の事務の運営等に関する規則等の制定

＊監察の指示

＊警察署協議会委員の委嘱
＊警視総監その他の地方警務官の任免に関する同意
＊警察庁又は道府県警察に対する援助要求
＊公安委員会あて苦情の処理
＊交通規制や運転免許の交付
＊風俗営業、古物営業、質屋営業等の許可
＊不利益処分に対する聴聞等
などがあげられます。

公安委員となり、毎週金曜日の1日がかりの定例会議と月に2〜3回の視察、激励等の委員の仕事があります。これらは病院長を務める者にはかなりの負担でしたが、福島県立大野病院産科医逮捕事件（2004年12月17日に福島県双葉郡大熊町の福島県立大野病院で帝王切開手術を受けた産婦が死亡したことにつき、手術を執刀した同院産婦人科の医師一人が業務上過失致死と医師法違反の容疑で2006年2月18日に逮捕、翌月に起訴された事件）に関する警察の介入について納得していなかった私は、もし都内で同様の事件が起きたとき、意見を言える立場である点に意義を見出し、お話を受けることにしたのです。
結果的には、私の委員時代にそのような事件は起きませんでしたが、別の大仕事がありました。それは、警視庁の重点目標づくりです。重点目標は、警視庁の第一線にある方々が朝礼のときに毎日読み上げるという、とても大切なものです。重点目標は、警視庁のミッションを表していなければならないと私は考えました。

【警視庁重点目標基本方針】

平成24（2012）年　職員一人一人が警察職務倫理の基本に立脚した厳正かつ積極的な職務に邁進し、「信頼される警視庁、頼もしい警視庁」を体現するとともに、規範意識の向上や社会の絆の再生を目指した総合的な取組を推進することにより、「安全で安心して暮らせる街、東京」の実現を図る。
平成25（2013）年　職員一人一人が、国民からの負託を自覚し、あらゆる事案に果敢に対応できるよう執行力を高め、住民の思いを知り息吹を感じながら職務に邁進し、首都東京の安全・安心を守る。
平成26（2014）年　職員一人一人が、国民からの負託を自覚し、より一層執行力を高め、住民の思いを知り息吹を感じながら職務に邁進し、悪をくじき弱きを助け、首都東京の安全・安心を守る。

新たな重点目標を考えるにあたり、平成24年までの標語を見てみると「信頼される警視庁」「頼もしい警視庁」などの外部からの評価にかかわる言葉はあるのですが、警視庁が主体的に何を行う組織なのか、なんのために警視庁があるのか、などにはっきりと言及したものはありませんでした。かつての三井記念病院の医療理念と同じ状況だったと言えるでしょう。

警視庁の存在意義はどこにあるのか――いろいろな文書を紐解いてみても同様で、警視庁は不偏不党、公明正大であるべき、警察官は清く正しく生きるべきなどの意味を示す言葉はあっても、言語化された警視庁のミッションは、どこを探しても見当たりませんでした。「頼もしい警視庁」だと、毎朝言っていたら、自分たちは国民にとって頼もしい存在なのだと思うようになるでしょう。警察官を勇気づけることになるかもしれませんが、中には外部からの頼もしさだけを求めて傲慢さを身につけてしまう人間もいるかもしれません。

また、事件が起きて、それを解決したら「頼もしい」と思われますが、事件を未然に防いだ場合には「頼もしい」にはつながりづらい。しかし、役割としては、事件を未然に防ぐほうが価値があり、国民が求めている役割のはずです。

警察業務は国民のためと普通は考えますが、サラリーマンと同じ思考で出世のために仕事をする人もいて当たり前です。だからこそ、何のための警察かを明確にする必要があるはずです。

権力は何のためにあるのか

警察の持つ権力は絶大です。犯罪者を相手にするのですから絶大な力を持つ必要はあるでしょう。けれども、その絶大な力を、なぜ持てるのかを考えていただきたい。警察の力は、都民・国民に安心・安全な社会を提供するために、都民・国民から負託されているものなのです。絶大な力は、本来は国民・都民のもので、警察は負託された力を行使する存在で、警察そのものが本来権力を持っているわけではないのです。

そこで私は、警視庁の重点目標には、「信頼される警視庁」「頼もしい警視庁」を体現することにより、「安全で安心して暮らせる街、東京」の実現を図るのではなく、実にシンプルに「首都東京の安全・安心を守る」のみを入れることを強く主張しました。

警察官は、頼りになるように見えることが第一義ではないでしょう。どんなふうに見えるかは関係なく、ただひたすら、国民を守ることがミッションのはずです。幸い、当時の警視庁幹部も平成25年の重点目標についてこころよく私の主張を認めてくれました。以来、警視総監が代わるごとに重点目標は微妙に変化しているのですが、私がこだわった文言は、しっかり残されています。

今の重点目標は、警察のミッションを的確に表現していると自負しています。それまで、警察はストーカー事件への対応に見られた如く、事件が起きないと積極的には動きませんでした。しかし「安全・安心を提供する」ためには、事件を未然に防ぐことにも重点を置かねばなりません。

公安委員を辞すときに、高綱直良警視総監（当時）とお話しする機会がありました。警視総監より、警視庁に立派なミッションを作ったことに対して謝意が述べられました。警視総監は、標語に新たなアプローチの言葉が加わったことで、警察官に「事件が起きる前に未然に防ぐことも自分たちの大切なミッションであるとの意識変化が現れた」とおっしゃっていました。

力を持つ者や力を持つ組織ほど、明確なミッションを持たねば、その力の使いどころを間違えて、たいへんなことになってしまいます。それぞれの組織にはそれぞれのミッションがあるはずです。しかし、その中に、組織がなんのためにあるのかを明記したものがいくつあるのでしょうか。とりあえずは、医療機関では、そこで働く医療者が道を外さないよう、あるいは燃え尽きてしまわないよう、医療者の拠り所になるミッションを掲げていただきたいと思います。ミッションとはそこに働く人々の生きがいともなりうる重要なものなのですから。

第10章　警察は医療事故を裁けるか

医師法21条という悩ましい問題

医師法21条：医師は、死体又は妊娠4月以上の死産児を検案して異状があると認めたときは、24時間以内に所轄警察署に届け出なければならない。

この医師法21条に関する解釈をめぐって、長年、医療界では議論が続いてきました。大きなきっかけとなったのは、手術終了後に看護師が消毒液を血液凝固阻止剤と取り違えて点滴し、58歳の女性を死に至らしめた、１９９９年の東京都立広尾病院の事件です。この事件では、遺族が病院責任者らに死亡原因を問うも、解剖結果などにより誤薬注入とは断定できないという回答を病院側が繰り返したため、遺族の不信をかい、両者の関係はこじれました。そして遺族の強い要求を退けきれずに、病院側はようやく事故を警察に届け出ました。

その後、刑事捜査が進み、２０００年に病院関係者が起訴され、点滴ミスをした看護師２人に業務上過失致死罪で有罪判決が下るとともに、主治医も異状死体届出義務違反の略式起訴で罰金２万円と医業停止３カ月の処分となりました。

このとき院長も虚偽有印公文書作成行使と医師法違反で起訴されたのですが、院長は「異状死は24時間以内に警察に届けねばならない」とする医師法21条は日本国憲法第38条で規定された自己負罪拒否特権（自分に刑事訴追・有罪のおそれのある事項については供述を拒むことができる特権）に反するとして無罪を主張しました。

しかし、２００４年、最高裁は医師法21条について「犯罪発見や被害拡大防止という公益が高い目的があり、また届出人と死体との関連の犯罪行為を構成する事項の供述まで強制されるわけではなく、捜査機関に対して自己の犯罪が発覚する端緒を与える可能性になり得るなどの一定の不利益を負う可能性は（人の生命を直接左右する診療行為を行う社会的責務を課する）医師免許に付随する合理的根拠のある負担として許容され

る べき」であるから合憲として有罪が確定したのです。

この最高裁でなされた医師法21条の解釈が、医療界に大きな波紋を投げかけました。この判断は、死亡例はすべて警察に届けなければならない義務が医師に生じる、という拡大解釈にもつながりかねないからです。警察に届け出るか否かの判断の基準に関して、さまざまな意見が飛び交い騒然となりました。

広尾病院事件を皮切りに、医療ミスを疑う記事が次々と報道され、医療バッシングが起きました。医療界では医療ミスを隠す体質が慢性化しているといった指摘が数多くなされました。振り返れば、医療機関側には、医療ミスを防ぐ体制ができておらず、完全に油断していたと感じています。

人間のやることですから、すべてが完全になされるはずがありません。そんなことは患者さん側もわかっています。ですから、日ごろから患者さんに真摯に向き合い、懸命な対応をして、リスクも明らかにしておけば、何か齟齬が生じてしまったときには、なぜそうした事態が生じたのかを正直に話せば、たいていの患者さんは刑事事件などにはしません。

しかし、説明責任を果たさず、あげくにミスはなかったと隠蔽されれば、患者側の不信感と怒りは倍増します。当時の医療界には、訴えられることなどないだろうといった油断があり、真摯な姿勢もなく、どちらかというとミスを隠蔽する体質がありました。医療側は、なんとか医療に警察権力が入らないようにもがきましたが、もがいたためにかえって最高裁での医師法21条についての解釈がなされるにいたってしまったのです。以来、医師たちはこの法律の呪縛から逃れられなくなりました。

火の粉が自分にも飛んできた

私にも油断があったのでしょう。半ば対岸の火事と思っていたところ、火の粉が自分のところにも飛んできたのです。

2003年、教授を務めていた東京大学の私の医局の教室員が、自作のステントグラフトで大動脈瘤の手術を行っていたところ、ガイドワイヤーが瘤に触れて破れてしまうというアクシデントが起こり、患者さんが死亡してしまったのです。

ステントグラフトは、人工血管にステントといわれるバネ状の金属を取り付けたもので、これを圧縮して細いカテーテルの中に収納して使用します。患者さんの脚の付け根を4～5センチ切開してカテーテルを動脈内に挿入し、レントゲン透視装置を使いながら動脈瘤のある部位まで運んだところで収納してあったステントグラフトを放出します。ガイドワイヤーとは、カテーテルやステントを病変部まで誘導するための、細く柔らかい針金状の器具のことです。

この方法ですと、胸部や腹部を切開する必要はありません。放出されたステントグラフトは、金属バネの力と患者さん自身の血圧によって広がって血管内壁に張り付き、自然に固定されます。この方法では、大動脈瘤は切除されず残っているわけですが、瘤はステントグラフトにより蓋をされることになり、瘤内の血流が無くなって次第に小さくなる傾向がみられます。また、たとえ瘤が縮小しなくても、拡大を防止できれば破裂の危険性がなくなります。従来このステントグラフトは保険医療として認められた製品がなかったため自作していましたが、最近になって厚生労働省がステントグラフトを医療機器として認可し、腹部大動脈用が２００７年４月に実際に使用できるようになりました。

教室員がステントグラフト手術を行っていたころは、ステントグラフトはまだコマーシャルベースに乗っておらず、揺籃期にありました。ゆえにリスクが大きかったのは確かですが、その患者さんの場合、ステントグラフトでの手術がベストだと考えられました。

運の悪いことに、私は手術に立ち会っておらず、出先で手術の結果を聞きました。東大病院に戻って真っ先に浮かんだのは、医師法21条です。さて、これを警察に届けないといけないのか——。当時、私が属していた外科学会では「警察が安易に医療行為の真偽に立ち入るべきでない」という声明を表明したり、「第三者機関を作るべきだ」などの意見を出していました。しかし、それらはあくまで学会レベルの話で、医師法21条は法律ですから、すべてに優先します。医師法21条の解釈については、「そんなバカな」と感じていましたが、現実に自分に起こってみたら、どうしたらいいか途方に暮れてしまいました。

東大の法医学教室の教授に聞くと、「警察に相談してみたら」と言う。しかし、相談とはイコール通報です。ご家族の方に事情を申し上げると、「警察沙汰にはしたくない。

警察にだけは届けてくれるな」と言われました。

家族の方も望んでいない警察への届け出。ならば問題ないではないかというと、そうではありません。繰り返しますが、法律ですから。届け出は24時間以内とされています。どんどん時間はなくなり、判断を迫られてきました。最後の頼みは、大学病院の顧問弁護士です。電話で相談すると、法医学者と同様に「警察に相談したらどうですか」との回答でした。

時間のリミットがありましたので、ここは腹をくくって警察に相談という形で通知しました。そうすると、警察官がパッと来て「これは司法解剖です」と一言。事情聴取もなく司法解剖にまわされました。

最終的には、手術にミスがあったという証拠は見当たらず、医療分野に強い弁護士の方が中に入ってくださり、示談で落ち着きました。

外科学会による医療安全管理

私は、医師法21条の孕む問題を目の当たりにしたとき、ちょうど、外科学会で医療安全担当理事をしており、他の学会に先駆けて、外科学会として、安全管理体制を作ることを提案しました。医師法21条に該当するような事態が起きた場合には、外科学会の評議員約300人から選抜して医療安全管理委員会を構成し、厚生労働省のモデル事業に協力する形で医療安全を推進する体制を作りました。

モデル事業では医療事故死が発生したら、まず病理医と解剖医が解剖し、その結果を10人程からなる調査委員会で検討して、死因究明と再発防止策を患者側と医療側に報告します。モデル事業がスタートしてからは、医療事故が刑事裁判になることはほとんどなく、第三者機関が正常に機能して、モデル事業側の説明に対して医療側と患者側の双方が納得するケースがほとんどを占めているようです。

はっきりさせておかなければならないのは、モデル事業は、医療者を守る仕組みではないことです。いくら医療事故調査委員会が検討をして、なんらかの結論を出しても、警察が「おかしい」と判断したなら、いつでも医療機関に踏み込めます。医師法21条は、モデル事業の活動とはまったく別の次元で存在し、警察は変わらず強い力を行使できます。私もこの強い警察の権力が、大野病院事件のように、不用意に医療者に降りかかるのには反対です。平成27（2015）年に発足する新しい第三者機関でも、異状な医療関連死の届出を全て受け入れ、その中で故意、悪意による「医療犯罪」に属するものは警察に届け出るようにしたらよいと思います。その場合、警察も無暗に医師法21条を適用することはないと言っています。

医療事故と医療犯罪を区別せよ

大事なのは、「医療事故」と「医療犯罪」を識別することで、医療犯罪を摘発するには、警察の力も必要だと思っています。

外科医として忘れられない医療犯罪として、山本病院事件があります。奈良県の民間病院で、入院患者に必要のない心臓カテーテル検査やカテーテル治療を実施したり、やっていないカテーテル手術を実施したとして医療費を不正に請求したりしていた事件です。

しかも許せないのは、ターゲットを生活保護受給者にしていたことです。社会的に弱い立場にある生活保護受給者であれば、医療費は公費で賄われるので、とりっぱぐれがないわけです。また、同じ病院では院長が肝臓手術の経験がないにもかかわらず、良性の疾患を「肝臓がん」と偽って手術を実施、出血が止まっていないのに術後患者の治療をせずに酒を飲みに行って、死亡させたことも分かっています。

２００９年に明らかになったこの事件では、診療報酬の不正請求に関しては詐欺罪、患者死亡事故については業務上過失致死罪で元院長が起訴され、それぞれの事件でいずれも実刑判決を受け、厚生労働省から医師免許取り消しの行政処分を受けました。

このでたらめな医療については、病院開設当初から奈良県に匿名情報が寄せられていたそうです。しかし「医師の裁量権」の壁に阻まれた県は不正を摘発することができず、最後は実態の解明と責任の追及に警察の力を借りるしかありませんでした。信じたくありませんが、人の命を救う使命を持った医師が犯罪に手を染めない確率は１００％ではありません。やはり犯罪は警察の手で処理されなければならないでしょう。

医師法21条に関しては、今後も、いろいろな場面で議論が続くでしょう。大野病院事件のように、癒着胎盤の妊婦が帝王切開で出血多量となり、医師は全力で対応したものの亡くなってしまうことはあります。しかもこの事件では、大した手術の実績もないたった一人のある教授の証言がもととなって刑事事件となっており、執刀医は逮捕までされたのです。できる限りのことをして患者さんの命を救おうとした医師を、警察の介入によって起訴されるまでに追い込んだのは、残念ながら産科婦人科学会の重鎮である教授でした。学会では偉い教授が、研究はよくできても、臨床の実力が伴わないことは多々あるのです。大野病院事件のような話を聞くと、やりきれない気持ちになります。

医師法21条をめぐっては、一見対立構造に見える警察と医療界ですが、両者が納得するような医療事故、医療犯罪に向き合うシステムを私は作れると考えています。2015年秋から発足する医療事故調査・支援センターではこれらの医療事故を受け付け、医療の専門家としての原因分析による公正な判断をし、再発防止策も提言することにより医療安全をさらに進めることが期待されます。そして、医療犯罪に相当するものは警察に届けることが必要と考えます。

第11章　東大医学部の傲慢と時代錯誤

１９９７年、母校の東大に胸部外科教授として戻ってきたとき、いちばん驚いたのは、私が卒業した約30年前とカリキュラムがほとんど変わっていなかったことでした。

教授たちは教育に興味を持っておらず、講義は教授の義務ではなく、むしろ自分たちの権利だと思っている様子でした。学生が講義を聞こうが聞くまいがまったくおかまいなし。当然、出席しようがしまいが気にしません。１学年に１００人近くいる学生のうち10人しか出席しなくても、最終的に期末のペーパー試験さえ受けて通れば問題なしとの風潮でした。

東大の医学部の教授の関心はもっぱら研究にあり、自分の講座から優秀な論文を発表するのに躍起です。私はそれを肯定はしませんが、そうなっても仕方ないと納得する理由はあります。教授の評価は研究論文の質と数でなされ、教育を一生懸命やっても誰からも評価されません。東大医学部には、黙っていても全国各地から超一流の頭脳を持った人材が集まってくるのですから、教えることの努力などしなくても優れた人材がどんどん輩出する。しかし、そういう考え方が悪しき伝統として何十年も続き、カリキュラムを根本的に変えようとする指導者がいなかったわけです。

講義は教授のためではなく、学生のためでなくてはならない。私は、教授の権威を誇示するために存在しているような教育のあり方に異を唱え始めました。当然、周囲からは煙たがられましたが、時代の流れでしょう、学生の質も変わり、放任主義では学生の学力を維持できないようになってきていることは、東大医学部の医師たちも気付きつつありました。

それをはっきりと表したのが、国家試験の合格率の低下です。不合格者が受験者の1割になるという事態にいたり、大学側も看過できなくなったようで、2000年、「ならば、君が――」と私が教務委員長に指名されました。もともと、雑用扱いされていたポストですから競争などありません。あっさり下駄を預けられました。その後5年間も教務委員長を務めましたが、東大医学部で5年も教務委員長を務めたのは後にも先にも私だけです。私の教育改革に向けた奮闘が始まりました。

学生放任はもはや限界

まず、手がけたのは、留年や休学者の実態把握です。

その頃、医学部全学生約440人の中で、留年や休学をする学生が40人ほどいました。しかし、その理由を聞いてみても、誰も彼らがそうなってしまったわけを知りません。教授会でも現状を把握しようとする動きは見られませんでした。「放置」といってもいい状況です。その根底には、東大の学生は頭が良いのだから、自分のことは自分でやれという考え方があります。

しかし、「自由」と「放任」は違います。自由な部分が大いにあっていいと思いますが、学生たちはまだまだ精神的には不安定で、面倒をみてやらなければならないときには手を差し出す必要があります。少なくとも、留年や休学をする者が、どうしてそのような状況になったのか、教育者側が認識すべきなのは言うまでもないことでした。

東大医学部の場合、休学届が許可されるには2つの理由しかありませんでした。経済的な理由か病気か――。私が少し調べてみると、本当に父親の会社の経営が傾いて、学費が出せないなどの人もいましたが、1年間海外に行ってちょっと視野を広めようという人もいる。そうした学生も、仕方がないから経済的な理由をでっちあげて書くわけです。

教務委員長の私は「ちょっと待て。本当の理由を教務委員会でつかまないとダメだ！」と指摘して、教務委員の何人かと同席して、留年・休学をしている学生全員と面談することにしました。実際に会ってみると、精神的に荒廃していてもう3年も4年も留年している者や、経済的に厳しくアルバイトに時間を取られて授業に出られない者もいました。留年する者や休学する者の中には、親や故郷の期待を背負って東大の医学部に進学したものの、それが負担となってかえって挫折してしまう傾向の者が多くいました。

いずれにしろ、教官と学生との交流がほとんどなかった状況でしたので、新しい制度が必要だと感じました。ひとりで学生全員の面倒は見きれないので、全部で100人ちょっとの教授・助教授（当時）たち教官に、「チューター」になってもらいました。一人で4、5人ずつの学生を受け持ってもらうことにし、なにかあったらチューターに相談せよと指示しました。また、進級のための追試は、チューターの先生と面談して、その判子がないと受けられないと決めました。

さらに、年に2、3回は自分の受け持った学生たちと直接面接をして、学問のこと、将来のこと、その他なんでも学生の相談に乗ってほしいとお願いしました。

チューターの先生方も、私の要望に応え、時には教官の自腹で学生たちを本郷界隈の飲み屋に連れて行き、ビールを飲みながら楽しいひと時を送ってくれたりもしました。

効果は絶大でした。結果的に、教官は自分が教育者なのだと自覚することになり、学生にとっても、相談できる先生の顔が見えることが精神的な支えになったと思います。教育する側・受ける側の両者で、教育に関する意識が高まったのは確かです。

カリキュラムの全面改訂に着手

ヒヤリングを重ね、学生たちの実態を知ると、続いて断行したのがカリキュラムの全面改訂です。30年前のカリキュラムは、やはり時代遅れのものでした。当時は、社会の中で医師の質についての問題意識が高まりつつある時期で、各大学が医学部教育の見直しを始めていました。一方的な講義形式ではなく、グループによるチュートリアル教育を実施したり、見学型でなく参加型の実習を導入したり、病棟に行っての臨床実習の時間を増やしたりと、様々な試みがなされました。

振り返ってみると、東大も本当に遅ればせながら、抜本的なカリキュラム改訂に着手したことになります。他大学の医学教育を担当する教官からは「巨象が動いた」とも言われました。医学部教授会も、それまで教育のことを真剣に議論したり、考えたりしたことがなかったせいか、教務委員会で議論して出した案に対して、あまり反対意見は出されませんでした。というより、教授たちが反対意見を考え出す暇を与えないぐらい、矢継ぎ早に教育改革案を提示し、次々と施策を実行していきました。

たとえば、それ以前のカリキュラムでは、全6年にわたる修学期間は、2年間の「教養課程」の後に、医学部の最初の2年間の「基礎授業」、次に2年間の「臨床実習」の3部で構成されていましたが、医学部4年の間に進級のハードルはなく、いざ卒業となって基礎授業の取得単位が足りなかったり、実習の単位が足りないという事態に陥り、留年したり休学したりする者が出ていました。そこで、基礎授業の単位をすべて取得しなければ5年生に進級できないシステムとしました。というのも、6年生で基礎授業の単位が足りないからと、もう一度学び直すのは現実的ではなく、そこで単位が足りなかった学生はたいてい退学してしまいます。それを避けるためにも、4年生から5年生に進級するのに高いハードルを設けたのです。これにより、以前は6年生になってようやく問題を抱える学生が発覚していたのが、5年の進級時に発見できるようになりました。

さらに以下のような変革も試みました。3年生から「臨床講義」が毎日午後3時からスタートするのですが、これはある疾患について、患者の症例を具体的に検討するところから始まり、疾患についての知識全般にまで考察を深める形式のものでした。

ただ、私が学生だった時代から講義が退屈だと評判が悪く、時間帯も学生のクラブ活動と完全に重なるので、出席率が悪い講義でした。私は、この「臨床講義」を止め、5年生から始まることになっていた「病棟実習」の時間を長くして、朝から夕方まで病棟の患者のそばで学べるようにしました。

今まで1年中、毎日に散らばっていた「臨床講義」は、春と秋1週間ずつ全日通しで行い、各科は90分の臨床統合講義を一つだけ、全体では20個の統合講義をすることにしました。各疾患は1科だけで完結するものではなく、多くの科の協同作業で診断・治療が行われるものですから、一つの講義の中に各科のエッセンスを短時間で効率よく組み込んで、その疾患に関連する周辺の事項も含んだ全体像を学べるようにしたのです。各教授たちには学生が興味を持って学べるようにいろいろな画像を駆使して、身につく講義にするよう依頼しました。その結果、驚くなかれ出席率は80％を超えるようになりました。学生も教授も大喜びでした。

「病棟実習」は「クリニカル・クラークシップ」と呼ばれる参加型実習にしました。学生が自主的に学べるような形式にするよう工夫したのです。それまでは、単なる病棟見学だったのを、臨床の現場に関わることができるようにしました。

たとえば、心臓外科では学生同士がお互いにプローブ（エコー検査に用いる超音波探触子）を相手の胸に当ててそれぞれの心臓を観察しました。初めて自分達の心臓が動いているのを見るわけですので、学生は興味津々でした。また、豚の心臓を学生に1個ずつ与え、冠状動脈、心房心室、弁、刺激伝導系などを心ゆくまで解剖、観察をさせました。1年生のときに系統解剖の実習で一応は習ったものの、心臓をこんなに細かく詳細に観察したことはなかったはずですから、学生たちは時間の経つのも忘れてその様子を観察していました。学生たちの中には、心臓の4つの部屋がいかにうまく調和し、機能しているかを実感して驚きの声をあげる者もいました。実際、動物の体は創造主が造ったとしか考えられないほどうまくできているのです。

当時、私は心臓血管外科医として脂が乗りきっていた時期でしたが、手術や医局の仕事が終了すると、教授室に閉じこもり、ひとりコンピューターの前で、講義の内容が重なったり、必要な講義を忘れてしまわないように、カリキュラムの並べ替えのため「エクセル」と奮闘していました。

全面改訂が完成を見るのに2年間を要しました。医学部課程の最初の2年間のカリキュラム改訂は比較的簡単でしたが、5年生と6年生のカリキュラム改訂は、難しいパズルに挑戦しているような大仕事でした。それはちょうど、病院を改築するのに、患者さんのいる古い病棟を残しながら、一部を新築し、そこに引っ越しさせながら、残りの病棟を壊し、同時に新築するという難工事に似ていました。

ですから当然、失敗もありました。一時、誤って一つの臨床科に2学年の学生がいるようにしてしまったこともありましたし、なんとかうまくやりくりするために、一部を学外の病院に依頼して臨床実習を行ったこともありました。しかし、一旦しっかりとしたカリキュラムが出来上がると、細かい変更を加えるのはそれほど難しいことではありません。カリキュラムを自分で作っていたので、学生たちや教官たちに変更点について意見を求め、それをすぐに反映することも可能でした。

いろいろな困難はありましたが、2年間を費やした報いはありました。臨床実習も関係する科を並べてローテート（研修医が病院で各科を順に回って行う研修）できるようにしたり、5年生の春休みに海外で臨床実習することが可能となりました。試験前に少し休みを設けたり、学生が効率よく勉強できるように工夫した結果、教官から見ても、前よりもはるかに学生の実力がついたと実感できました。学生時代の我々と比べても格段の違いでした。これにもまたチューター制度の成果が大きく影響しており、問題を抱える学生を早く発見し、対応をすることができるようになったおかげなのです。

教育を軽んじていた東大医学部長

さらに、せっかく教授職に就いたのだから、医学生に医師の喜びと使命をぜひ伝えたいと考えました。そこで『医の原点』と銘打った連続講義を開始しました。「なんのために医学を学ぶのか」「なぜ医師になるのか」といった様々なテーマについて多くの著名な方々に講義をしていただき、それに続いて、講演者と学生の活発なディスカッションを行う。本当に実りある楽しい時間を過ごせました。

どの講義でも、討議の時間には侃々諤々の議論が展開されましたが、結局、「患者さんを大事にしなければならない」という話に議論は集約されました。これらは記録に残すべきだと考え、後に講義内容を本に編集し直しました。

当時「医学部教育改革のワーストワン」を東大と京大がかわるがわる占めていました。そんなとき、全国の医学教育の関係者が集まるシンポジウムがあり、東大のカリキュラム改訂について発表をしました。発表を聞いた京大の教務委員長に、「そんなふうにせんでも、東大も京大もできるんだから、ほっといてもいいんじゃないですか」と言われたのを記憶しています。このときには、京大の意識の低さにあきれてしまいました。

しかし、私たちも他人のことは言えません。私が懸命にカリキュラムを変えているのを横目で見つつ、当時の東大の医学部長はこう言い放ったのです。「東大には、優秀な成績の医師が集まっているんだ。風邪みたいな病気を診るような医師は私立大学に任せて、東大では『サイエンス』や『ネイチャー』に論文を掲載するようなサイエンティストを育てないといけない」。そんなことを言われ、私は学部長は患者の心が分からない人だと思い、心の底から残念に思いました。

この話には続きがあります。その後、学生の一人が自殺未遂で東大病院のＩＣＵ（集中治療室）に運び込まれたことがありました。私は教務委員長として学部長にこのことを伝え、しかるべく処置をしなければと思い、学部長へ面会を申し込みました。当時、学部長は私との間で意見が違っている問題がありました。それが理由かどうかは分かりませんが、この面会申し込みは秘書を通じて拒否されました。そのとき、「この学部長には学生を教育する資格はない」とはっきりと確信しました。

今の東大医学部の教育がどうなっているのか、私には分かりません。しかし、東大病院では昨今、マスコミで騒がれているような研究データの改竄疑惑などが連続して起こっています。教育は学生のため、医療は患者のため、研究も最終的には病気に悩む将来の患者のためという簡単なことが、自らのエゴイズムのために打ち崩されているように感じます。先に述べた学部長の考え方が当時の東大医学部を支配していたのですから、いまだにその呪縛に苦しめられているのでしょう。東大が再生するには、相当な時間と覚悟が必要と思います。

第12章　悪意あるテレビ報道に医師はどう対処すべきか

メディア、特にテレビでは医療をとり上げることが多くなりました。高齢化が進み、国民の健康に対する関心が高まっているからでしょう。医療現場で奮闘する医師や医療従事者のドキュメンタリー、医師を主人公にしたドラマ、地域における医療施設の新たな取り組み、最新の医療技術の紹介などなど——。挙げればきりがありません。特徴としては、どちらかというと医療関係者を肯定するものが多くなっているように思います。フリーアクセスながら安い医療費の陰で、疲弊する医療現場の苦難を、メディアの人々も感じ取っているからかもしれません。

しかし、つい最近まで真逆の時代がありました。医療過誤で医師が刑事告訴される事件が相次ぎ、激しい医療バッシングが起こった90年代後半から2000年代前半の時期です。「医師は犯罪者、患者は被害者」の構図をメディアが好んで報道したせいで、患者側は治療に疑心暗鬼となり、正当な医療行為についても疑いの目を向けるようになりました。

私の執刀映像がテレビに！

そんな時代に、私もテレビ報道の恐ろしさに震撼した経験があります。

ある日、ふとテレビを見ていると、私が執刀した手術の映像が流れているではありませんか。個人の名前こそ出ていませんでしたが、「東大の心臓血管外科で医療事故」とのタイトルがつけられており、聞こえてくる術者の声は確かに私のものでした。名前が出ていなくても、すぐに私が執刀しているとわかります。一体何が起きたのか――。テレビの画面を前に呆然としました。弁明をする機会も与えられず、数分に編集された同様の映像が、数日間のうちにすべてのキー局で流されました。

「子供は殺された」と言って、位牌を前にして涙ぐむ男性は、この報道の半年近く前に私が手術をした患者さんの父親でした。患者さんは、幼児だった25年位前に私の先々代の教授が2回も手術し、先天性疾患としては一応治癒していました。しかし、先天性心疾患のせいで、大動脈基部が拡大し、大動脈瘤となり、手術が必要と判断されていました。先天性の心疾患で、辛い運命を背負った我が子を不憫に思ったのでしょう、ご両親はそのお子さんをたいへん可愛がっていました。

それまで2度の手術をした結果、癒着（本来離れているべき臓器・組織面が接着してしまうこと）もあり、難しい大動脈基部の手術でしたので、教室の責任者として私が手術を執刀することになりました。決して良い状況の手術ではなく、医療バッシングの嵐も吹いていたため、手術前の説明は通常以上に丁寧にしました。

手術は10時間以上にも及びました。癒着しているので、手術中いろいろな場所から出血しましたが、止血しながらの手術は、それでも成功したのです。けれども術後の経過は予断を許さず、手術をした動脈ではなく肺からの出血が見られました。なんとか助けたいと肺に連なる気管支動脈にコイル塞栓術（血管内治療）をしたり、気管支動脈、肋間動脈を閉塞するために、下行大動脈にステントグラフトの留置をカテーテルにより施すなど（第10章参照）、懸命な処置が続きました。けれども、患者さんと我々医師たちの奮闘虚しく、約1カ月後、その方は亡くなりました。

ＩＣＵ（集中治療室）で患者さんの父親に死亡を告げると、彼は激情にかられ、「お前たちが殺した！」と叫びながら、暴れまわりました。肺からの出血は先天性心疾患の影響で肺動脈が異常に増生したためと考えられ、その旨を何度もお父さんに説明しましたが、その説明をきちんと受け止めてくれてはいなかったようです。手術が失敗しての死ではない事実、手を尽くす中で死は避け難かった事実をいくら話しても、お父さんの怒りは収まりません。

しかし私は、我が子を亡くした父親の深い悲しみに触れ、彼を非難する気持ちにはなれませんでした。暴れることで気がすむならば、好きなだけ暴れさせてあげたいと思いました。

残念ながら、父親の激情はＩＣＵ内でとどまらず、弁護士を雇って我々を刑事告訴しようとするところまで行きました。最初は、警察も動いて関係者の事情聴取が行われたのですが、手術部位とは違うところでの出血があったこと、1カ月は延命していたことなどから、医療事故でないのは明らかでした。相手の弁護士に証拠として、カルテと手術の一部始終を映した映像を提出すると、弁護士も事件性がないと判断したのでしょう、説得しても訴えると主張し続ける父親のもとを去っていきました。

そして孤立してしまった父親が最後にとった手段が、メディアを味方につけてのバッシングだったわけです。

医師の失敗を想像させるような編集

テレビで流された映像は、10時間に及ぶものを数分に編集していました。

映像とともに流される私の声は、「穴があいているから」というものでした。手術の最中は、全神経が手術に集中しているので、発する言葉は意味不明な場合も多いです。

誤解される可能性のある「穴があいているから引け」という言葉について説明します。

血液を吸引しているときに吸引管の先端がどこかの壁にくっついてしまうと吸引ができません。そこで、吸引ラインに針で穴をあけ、吸引管の先端が壁にくっついても、その穴から空気が入ることにより陰圧がなくなり、再び吸引管の先端が壁から離れて、吸引が正常に行われるようになります。ですから、「穴があいているから」というのは、吸引ラインに穴が開いているから、吸引は心配なくやっても大丈夫だという意味だったのです。

しかし、テレビでは、その音声と別の場面の映像が組み合わされて編集され、まるで心臓に穴があいてしまったと言わんばかりの内容になっていました。視聴者の誰もが、医師が誤って心臓に穴をあけてしまい、大量の出血が起こり、患者を死亡させたという印象を持ったでしょう。しかし、手術のビデオでは大出血した状況は全く映っていませんでした。

さらに悪意を感じたのは、私が冗談めいたことを言って、周囲のスタッフが笑う音声が編集されて流され、コメンテーターとして登場している医師が、「手術中に笑うなど、許せません」と解説をしていた点です。手術が10時間以上にもなると、張り詰めた緊張感を和らげるようにしないと、強いストレスでミスが起きやすくなります。そこで、リラックスした雰囲気をつくるために世間話をしたり、冗談を言ったりする外科医はたくさんいます。

そうした状況は、同じ医師であれば理解しているはずなのに、「笑うのはおかしい」

とコメンテーターの医師は断言していた。私は、父親の行動がいくら常軌を逸したものであっても、悲しさがなせることと心のどこかで許したいと感じていましたが、医療の専門家がテレビの医療バッシングの意図に同調して、信じられない発言をしているのには、怒りを覚えずにはいられませんでした。

私は、周囲に名誉棄損で訴えないのかとアドバイスされたりもしましたが、ことを大きくすれば父親の立場が悪くなるに違いないので、沈黙を守りました。

結果的には、テレビ報道は2、3日で下火になりました。テレビ局も、失意の父親による勢い余っての行動であったことに気づいたのでしょう、何もなかったように、この事件の報道は途切れました。

音声の録音は取りやめに

しかし、テレビ局の編集はまったくひどいものでした。心臓血管外科の友人には、「これからは、テレビには気をつけろよ」と耳打ちされました。

以降、東大病院では手術中、映像は撮っても音声は録音しないようになりました。音声の編集で、ありもしない医療事故があったかのように放映されたからです。音声は教育的材料としても不要でしたし、悪意ある改竄を許さないために録音は取りやめられました。これを機に、音声を録音していた医療施設が次々と映像の撮影だけに切り替えていきました。

報道の自由は大事かも知れませんが、メディアは時に、ありもしないことでもあったかのように流します。関係する方々には、ぜひ話題性や風潮に流されず、真実を報道してほしいと願います。

現在は医師にとって理不尽な見方は少なくなってきたように感じますが、いつ、なんどき、なにかをきっかけにして、またバッシングが始まらないとも限りません。

ただ、ひどい報道をされたものの、私はそれでもメディア嫌いにはなっていません。どんなメディアも諸刃の剣であり、その報道が社会の役に立つこともあれば、悪影響を及ぼすこともあります。また、医療においては、すべての行為が正しいという絶対はないのです。そうした医療の本質に対して、医療者も患者さんも、きちんと理解を深めれば、メディアがどんな報道をしようとも、振り回されたりはしないでしょう。

メディアによる報道は、真実を伝え、それによって社会を良くすることが使命のはずです。しかし、このときのケースでは、悪意をもって映像を編集し、「特ダネ」として自分たちの業績を上げることだけを考えたのではないでしょうか。正義と真実を伝えるために頑張るメディアの原点を忘れないで欲しいものです。

第13章　病院ランキングを信じてはいけない

「患者が選んだ病院ベスト100」「がんの名医100人」のような、医療機関や医師のランキング本を見かけることが多くなりました。たくさんの人が、少しでも良い医療を受けたいと切望して、メディアから情報を得ようとしている表れでしょう。

ランキングは全くあてにならない

しかし、医師から見た印象は異なります。この手のランキングは、ランキングを決める基準が不明瞭で、とても信頼できる情報ではないのです。特に初期のころのランキング本は、ひどいものでした。マスメディアと付き合いのある医療機関が高く評価されたり、実績よりも言った者勝ちの側面がありました。さらには、自称「神の手」の医師が大々的に取り上げられることなどもありました。ですから、臨床医の間では、その手の本はしごく評判が悪いのです。これは、医療界から信頼性の高い情報が公開されない一方で、読者のランキングに対するニーズが高いため、メディアが無理やり医療機関や医師のランキングをした結果なのだと思います。

ただ、最近は、メディアも努力はしてきています。自分たちで独自のデータを集めて、臨床分野の医師から非難されないよう、できる限り客観的な情報を提供しようとし始めています。

とはいえ、医療機関がメディアに依頼されたからと言って、死亡率や合併症発生率などを教えるのはレアケース。また教えたとしても、いい加減というか検証可能性がない数字でしかありません。

昨今では、症例数が比較の基準になっているようです。あるメディアは、各都道府県に行って、毎年病院長が公印を押して地方厚生局に届け出る手術件数を集め、その数字をもとにランキングを決定しています。一見、信憑性があるように感じられますが、我々から見るとやはり客観的とは言えません。

たとえば心臓手術で見てみると、届け出られた手術件数の中身は、冠動脈バイパス手術及び体外循環を要する手術などと、かなり曖昧な定義になっています。件数にバイパス手術を含める施設があったり、さらにプラスアルファの手術も含めたりと、千差万別です。

結局のところ、手術の定義がブレているので、症例数ですら定かではないのです。こうした現状にあっては、メディアがいくら真摯に取り組もうとも、信用に足る何かの情報が集められているかというと、それはかなりあやしいというのが現実でしょう。治療成績に関しては根拠のあるデータを把握するのはほぼ不可能だと断言できます。

では、病院が自主的に出しているデータはどうでしょうか。こちらも、定義がいい加減で、かつまちまちです。心臓外科手術といっても、ペースメーカー手術を入れるかどうかで件数がずいぶん変わります。「当院では200件の心臓手術を行いました」と公表していても、そのうち120件はペースメーカーの手術で、実際に心臓手術と言えるものは80件しかないケースもあります。

当たり前ですが、医療機関は悪い実績は出したくないので、一番都合のいいところを切り取って見せる、あるいは一番自信がある項目だけを出すわけです。このように、そもそも、ものさし自体がフェアに揃っていない中で、医療機関から出されるデータを比較することに意味はないのです。

手術成績をデータベース化

そのような中、私が「同じものさし」で心臓手術の成績を評価するデータベース作りに着手したのは、最初はアジア心臓血管胸部外科学会から要請されたからでした。けれども、あまりの難題でしたから、誰もがやり遂げられるとは思っていなかったようです。

私がデータベースの重要性に気づき、本腰を入れるきっかけとなったのは、フレデリック・グローバー氏（コロラド大学教授・外科部長）との出会いです。

アメリカでは、すでに世界標準となる手術を含めた医療の質を評価するデータベースが構築され、その分析からリスク調整した手術死亡率を出し、異なる施設どうしのデータを比較することを始めていました。リスク調整とは、種々の手術のリスクの重要度を加味して、全ての手術の成績が同一の規準で判定できるようにする調整です。例えばリスクの高い手術で手術死が出た場合はリスク調整死亡率は低く調整され、逆にリスクの低い手術では高く調整されます。

私は、視察のためにアメリカに渡り、アメリカ胸部外科学会（ＳＴＳ）のデータベースを構築した彼に面会しました。１９８９年にデータベース事業を創設し、２００６年から２００７年にＳＴＳ会長を務めたグローバー氏いわく、アメリカでは、退役軍人病院の医療の質が極めて低いとの評判がたち、質をコントロールするために客観的に医療の質を把握する必要性から、同病院のデータベースを作り、それを基盤にアメリカ胸部外科学会のデータベースが構築されたということでした。１週間近くご自宅に置いてもらい、データベース構築の意義からノウハウまで話していただき、「すばらしい事業だ」と確信しました。

私がすばらしいと共感したのは、アメリカでのデータベースの使われ方です。専門医の学会がデータベースを構築しているのですが、彼らは臨床で納得できる指標をつくり、その結果をもとに自らの医療の質の底上げを図っていたのです。

信頼に足るかどうかわからないメディアに評価されて医師が右往左往するのではなく、

自分たちで真の情報を正面から集め、その結果と向き合いながら医療を考える。根も葉もないものに惑わされるのではなく、患者にとってベストな医療を提供するため、正しいデータを参考に使えば、日本の医療の質を上げるために大いに貢献できるだろうと思いました。

「評価」と向き合ってこなかった日本の医療界

日本の医療界は長い間、自分たちの医療の評価と向き合って来ませんでした。「死亡が続いているな。うちは透析が多いからしょうがないんだよ」というように、データを集めたり測ったりすることなく、なんとなくの感触で医療を続けてきました。

しかし、それでは医療に進歩はありません。客観的なデータを集めて、重症度も補正した上で、手術結果はどうだったのか、得意なところはどこで苦手なところはどこか、あるいは全部だめだったということもあるかもしれませんが、各個バラバラのものさしを揃えて、全国と比較して、自分たちの長所と短所を見出していけば、課題はどこかがわかり、解決に向けて活動ができるはずです。

まずは２０００年に日本心臓血管外科学会と日本胸部外科学会が連携して、日本心臓血管外科手術データベースを作り始めました。最初参加したのは、心臓手術をしていた施設が６００ぐらいある中で、たった5施設。それを増やしていくには、とにかく地道な説得しかありませんでした。学会でのデータベースの説明会では、せっかく入ってくださった参加施設から、「データ入力に苦労するのに、データベースが医療の質の改善のために役立つのはいつになるのか」と、なかなか実用の段階にまで機能しないことに対するいらだちの声を浴びせられることもあり、その旗振り役だった我々は針のむしろでした。

状況が変化してきたのは、参加施設が20、30、40と増え、5年弱で１００を超えるようになったところで、リスク調整した手術成績をフィードバックし始めてからです。この頃には日本心臓血管外科手術データベース機構という組織を作り、情報が順調に集まり始め、それにともなってデータベースを使う仕事も増えてきました。

さすがに科学者の集団です。最初は傍観者的な立ち位置だった医師たちも、「これは病院の臨床に役に立つ」と直感的に理解してくれたのでしょう。それまでの、風当りが強かった状況が変化し、参加施設は着実に増えて２００ほどになりました。

もうひとつ、一気に参加施設の数が右肩上がりになり、データベースを成長に導いたきっかけになった出来事がありました。それは厚生労働省が臨床現場の意向を無視して、心臓手術を一定の症例数（年間１００例）以下しか行っていない医療機関の保険点数を30％減額しようとしたことです。

この間違った方針の拠り所となったのが、当時、国側が独自に集めたデータベースで、厚労省はそれを減額の根拠としました。しかし学会側は、独自に進めておいたデータベース事業で集積した、きわめて精度が高いデータを示し、国側の手術の定義の安直さ、基準となる症例数の設定の根拠の薄さを主張しました。その結果、厚労省での政策は頓挫し、2～3年で取りやめになりました。国側の政策を、地道にデータを集めた臨床側の努力で廃止に追い込んだ形になったわけです。

これが契機になって、データベースの価値を認めていなかった人たちも、「データを持たなきゃいかん」「根拠がなければ、何かのときに戦えない」と悟ったのだと思います。やはり情報は力、Data is power なのです。臨床医が根拠を持って独立性を担保する上でも、相手を説得するにはしっかりとしたデータが必須だという空気が一般的になりました。

国側はそれまでは、「臨床医に客観的なデータベースの構築などできるわけはないから、外側から操ってコントロールすればいいのだ」と考える人々が大勢を占めていたのではないかと思います。しかし、心臓血管外科のデータベースの緻密さが大分効いたのか、「現場が自主的にデータベースをつくるならば、それに越したことはない」という論調に変わって現在にいたります。

そのときの私の発表を聞いていた行政官が、「医療行政に新しい時代が来た」と言っていたと人づてに聞いて、嬉しく思いました。その行政官も、現場の医師が科学的なデータに基づいて、自分たちの意見を発表するという新しい時代の到来に、医療が良い方向に向かう予兆を感じてくれたのでしょう。

外科手術全体のデータベース化

日本心臓血管外科手術データベースの成功に刺激されて、外科学会もデータベース事業に乗り出したので、我々も積極的に応援しました。心臓外科単体だとやはり弱いのです。担う疾患も限られていますし、政策論議でも負けることが多く、維持費もかかります。克服するには、スケールメリットが有用です。そこで、外科学会及び一般外科に関連する10学会が協同してデータベース事業を始めることになりました。日本外科学会、日本消化器外科学会、日本小児外科学会、日本乳癌学会、日本内分泌外科学会、日本甲状腺外科学会、日本呼吸器外科学会、日本心臓血管外科学会、日本胸部外科学会、日本血管外科学会です。そして今ではなんと、参加施設は4400を超えました。合同して、名称をNCD（National Clinical Database）としました。

このNCDは、2012年に外科専門医制度のもととなる手術データベースの供給を開始し、専門医資格審査の基礎を作ることになりました。専門医を志望する若い外科医は自分達の手術データを全例登録するようになりました。結果的に本邦で行われた全外科手術の症例が登録され、世界でも類を見ない正確な全例登録のデータベースとなったのです。米国のグローバー先生もこれには喝采してくれ、多分そのおかげで、私はSTSの国際理事の一人として選ばれました。現在、世界の主な学会で日本のデータベース分析をもとにした研究結果が発表されています。

さて、ここで読者はこう思うかも知れません。NCDで得られた情報を公開すれば、患者が医療機関を選ぶ指標になるのではないか、と。

しかし私は、今のところ情報公開が適切であるとは考えません。なぜか。混乱や誤解が生じるからです。統計学的に、無理やりランクづけをするのは不可能ではありませんが、現状では情報を提供する側も、それを受ける側も混乱するに違いありません。

たとえば、1位と2位の間に数コンマの違いしかなくても、患者は圧倒的に1位の医療機関に集まるでしょう。さらに、アメリカであれば、保険で診療に行ける医療機関に制限がかかりますが、日本では、本人の意思で医療機関を選べるので、下位についた医療機関は廃院に追い込まれる事態になるかもしれません。

医療施設によっては、経験の浅い若い医師がいて、手術の成績が一時的に下がってしまうこともあります。リスク調整では、そこまでの条件を加味できません。リスク調整は、所詮は統計的な分析結果にすぎないので、本来は考慮しなければならないさまざまな点を汲み取り切れないのです。

情報は何よりも正確に集積し、正しく分析して医療の質の改善に用いるべきと考えます。それらが安定して行われるように成熟してきたら、誤解がないような形で公表することを考えたいと思います。

情報はとてつもない力を持っています。使い方によっては、医療の質を向上させる強い味方になる。しかし、使い方を間違えれば、質を上げるどころか、若い医師の成長を阻害し、医師が果敢な医療を実施する障壁にもなりえます。

ランキング本は、これからも出版されつづけるでしょうが、医療界も患者さんも、あやふやな基準で安易に付けられた順位に振り回されてはいけません。

第14章　東大医学部教授はこうして選ばれる

医学部の教授の選考方法は、大学によってそれぞれ違います。教授会で決めるところが多いようですが、臨時で作られた選考委員会で決める大学もあれば、私立大学では理事会で決めるところもあるようです。

ところで、東大医学部の教授は、どのようにして決められるのでしょうか。

公募はとらない、本人の意向も聞かない

東大医学部の教授選は公募ではありません。まず、学部長を含め関連科の教授からなる6人程度の選考委員会が結成されます。次に、同委員会が、適当な年代の候補者を全国の大学から60～80人リストアップ。その時点では、選考は秘密裏に進められ、本人に

は何も知らされません。さらに、業績や評判を各委員が調査し、5、6人前後にまで絞ります。そこで、初めて本人に業績をまとめたペーパーを出すように事務局長が依頼します。しかし、この時点でもなお教授選のことは伏せたままです。

私が胸部外科の教授に就任する際の教授選でも、同様のプロセスがとられました。正直、なんの目的かをはっきり知らされないまま、「期限までにペーパーを出せ」と命令口調で書いてあるのに対して、「何を偉そうに」と感じました。おそらく、高圧的な姿勢は、東大の教授選にリストアップされたら断る人間などいないだろうとの前提でのことなのでしょう（実際には断る人もいます。そういう人材はたいてい海外に流出してしまいます）。

本人から提出された業績をもとに、最終的に3人程度が選ばれ、そこで初めて、本人に教授選の候補になっていることが告げられます。そして、それまでの研究成果や教育に関しての方針などをプレゼンテーションするために東大に来るように通知がきて、その結果で選考委員会が優先順位を決めます。選考委員会が設置されて、ここまでのプロセスに費やされる期間は半年ほどです。

選考委員会で候補者の順位まで決めますが、形式的なもので、これが最終ではありません。投票権を持つ「代議員会」で選挙が行われて、ようやく決定するのです。

投票日までには熾烈な選挙活動が展開されます。電話などで意見交換することは禁じられていませんので、投票日までは選挙に関係する電話の件数が激増し、面会の数も多くなります。当然のことながら、力を持った教授が推す候補者は有利になります。出身大学が東大であることも大切な要素です。学閥意識は、いまだに強く残っています。そういう意味では、私が教授職につけたのは、東大の卒業生であった点が重視されたことを否定できません。

「代議員会」という奇妙な仕組み

話の順序が後先になりますが、代議員会については説明が必要でしょう。実は、東大医学部には、投票権を持つ教授と持たない教授が存在します。

日本の医療界においては90年代、文部省（現・文部科学省）の大学院重視政策により、専門分野の細分化が急激に進みました。それにともない、臨床系（東大病院で臨床をしている医師たち）の教室が増え、教授も臨床系の方々が多くなっていきました。

そうした中で、ものごとを決めようとするなら、だんだんと基礎系（医学部に研究室を持ってバイオサイエンス等の基礎医学の研究をする研究者）の教授たちの意見が通りづらくなってしまうのではないか、と考えた人たちがいたようです。そこで、独立行政法人化して東大が大学院大学になったときに、教授と助教授で構成されていた教授総会の上に、「代議員会」と称する基礎と臨床の教授の数がだいたい半数ずつとなる組織を置きました。そして、代議員会の教授のみに投票権が与えられ、何かを決めるときには、代議員会にかけることとなったのです。

それまで決定機関となっていた教授会は、助教授（現在は准教授）も含めた教授総会となり、代議員会で決められた事柄が報告されるところとなりました。基礎の教授の策略にまんまとはまってしまったのです。

他大学でも、専門分化するにしたがって、臨床系の教授が増えていきましたが、東大のように代議員会をつくるようなことはなかったようです。それだけ東大医学部の基礎の先生方は賢かったと言えます。東大の臨床系の教授たちは、ポジションが多くつくられるので多少の譲歩は必要だろうと、代議員会の成立を安易に認めてしまいました。

したがって、代議員会で選ばれる教授が適任の人材とは限りません。折角、教授に選ばれても業績が上がらないという状況もときどき見られます。また、教育に打ち込む教授が減る、研究する能力が低下する、研究費が入らなくなり研究が実質上できなくなるなどの負の作用や、東京大学の教授としてふさわしくない教授が選ばれるケースも少なからずあります。

投票権を持つ人々の思惑や学閥意識や、そういったたぐいの要素が大きく影響し、本来重視すべき人間性や業績以外の理由で教授が選ばれていることもあるのです。臨床に詳しくない基礎の教授が、臨床の教授の選挙権を持ち、また逆に基礎に詳しくない臨床の教授が基礎の教授の選考に影響力を持つのは、適切な大学教授を選考するためには有用な方法だとは言えないでしょう。

基礎の教授の選考は、論文の内容や数で判断できるかもわかりませんが、臨床の教授は論文だけでなく、臨床の技量、特に外科系ですと手術の技能も問題になってきます。このような事が教授選考に関係しますので、適切な人を選ぶのは至難の業です。

天に唾することを承知で言えば、日本でトップにあるアカデミアの東京大学医学部で、真にふさわしい人が教授に選ばれているとは言えません。このことは、日本の大きな損失だと思います。

第15章　医学部の宿痾「講座の縄張り争い」

ほとんどの旧国立大学には、たいてい寄付講座というものがあります。正規の講座とは別に、企業や行政から寄付を受けてつくられる講座のことを言います。特に理系の場合には、学問がどんどん進歩して先端研究などを正規の講座でカバーするのが困難になってきており、近年、寄付講座の設立が多くなっています。

増えていく寄付講座

独立行政法人化以降、大学の資金のやり繰りには厳しいものがあり、新たな学問領域の研究を企業の寄付金によって実施できる寄付講座は大歓迎です。企業も、その成果が実るのは遠い将来になるかもしれませんが、先端の研究の進展に貢献しているというステータスをアピールできますし、自社が関係する領域の開発技術に応用する可能性も期待できます。大学としては、開設自体にはリスクはないので、設立趣旨が正当で寄付金さえ集まれば、ほとんどの寄付講座が成立します。

寄付講座をつくるには、最低2000万〜3000万円ほどかかると言われています。なぜなら、特任教授、特任助教、特任講師などの人件費や、大学に対する負担金（大学公共設備の使用にともなう費用や大学本部への上納金）だけで、2000万〜3000万円程度はすぐに消えてしまうからです。

また、まったくゼロから講座をつくるのは難しいので、たいていは寄付講座の人事や運営資金に責任を持ち、運営の面倒を見る「親講座」が必要です。日本経済の状況が厳しい昨今、きちんとした成果の出せない講座は、寄付金が続かないと親講座の一部分として吸収されたりすることになります。東大でも、これまでにたくさんの寄付講座が誕生し、たくさんの講座が消滅していきました。

そのようななかで、幸いにも私がつくった3つの寄付講座は、良好な業績を出しながら、今も存続しています。3つの講座は、次の通りです。

■**免疫細胞治療学**——分子免疫学的研究に基づいた免疫細胞治療の基礎及び臨床研究を実施し、がん治療における免疫治療の役割を明確にすることを目的として活動する講座。講座では、GMP（Good Manufacturing Practice：アメリカ食品医薬品局が定めた医薬品等の製造・品質管理基準）にも準拠している、きわめて安全性の高い細胞加工施設（CPC）を設置しているため、治療に用いる細胞を供給することが可能で、質の高い臨床試験（研究）を実施しています。

■**医療品質評価学**——「医療の質向上」をコンセプトに、臨床現場との連携のもとで研究・実践活動を行っている講座。日本心臓血管外科手術データベース機構や、外科専門医制度と連携したNCD（National Clinical Database）をはじめとした、臨床データベースの構築・運営を支援し、各臨床領域における、手技、医療機器、投薬の評価や政策分析を実施しています。データベースにおける学術的質の担保、医療の質の評価方法など、方法論の構築・体系化も行っています。

■重症心不全治療開発――２００８年に心臓外科と循環器内科を親講座として発足した講座。心臓移植・埋込型補助人工心臓治療を推進するとともに、心臓再生医療や体外式カウンターパルセーション治療など、新しい重症心不全治療戦略を研究し、先端医療システムの構築をめざしています。

寄付講座に反対した教授たちの理不尽

先ほど、大学で寄付講座をつくるハードルは低いと述べましたが、時代の先端を行く補助人工心臓の研究を主体とする重症心不全治療開発講座は、寄付してもいいという企業が多数現れ、通常の倍ほどの寄付金のめどが立ったにもかかわらず、実際に講座ができるまでに1年間を要しました。医学部教授たちの大反対にあったからです。

私が同講座をつくろうとしたきっかけは、きわめて優秀な心臓外科医である親友に、人工心臓の研究を続けさせるためでした。彼の心臓外科医としての能力は誰もが認めるところでしたが、50歳代の後半、正義感の強い彼は、理不尽な運営が横行していることに我慢ならず、ある大学を退職してしまいました。

彼の能力は高かったのですが、年齢が60歳手前であったことと、ライフワークの人工心臓の研究をしたいという強い希望を持っていたため、次のステップに進めずにいました。そこで私は、東大に人工心臓治療の開発をする寄付講座をつくってはどうかと思い立ったわけです。

ちょうど人工心臓の黎明期で、寄付講座ができれば心臓血管外科も進展するはず。東大のためにもなるし、日本の医療のためにもなります。声をかけた企業の反応も良く、講座の立ち上げにあたり十分な寄付金が見込まれました。

寄付のめども立ち、さあ重症心不全治療開発講座の発足だと意気込んでいた私たちに「待った」がかかった理由は、言いがかり以外の何ものでもありませんでした。同講座が医学部内につくられ、臨床現場でも活動するということで、手術室の使用のローテーションが崩れ、他の外科手術に支障をきたすとのクレームが、一部の医学部の教授たちからあがってきたのです。

すでに漢方薬の寄付講座が臨床の現場で活動している前例があるにもかかわらず、

「寄付講座は研究講座でなければならないが、重症心不全治療開発講座は研究講座にとどまらないので設置は許可できない」との主張も出てきました。

言いがかりは、心臓外科の業績が良くなり、それに加えて組織として大きくなることへの牽制、さらに寄付講座をつくる際に通常の倍の寄付金が集まったことへの嫉妬もあったと思います。寄付講座開設の申請の前にネガティブな主張があがってきたため、医学部に関することを決める代議員会にかけるところまで持っていけませんでした。

致し方なく、私は親友の心臓外科医を自らの講座に非常勤講師として迎えました。そして、彼は私の医局で若手のトレーニングを行いつつ、本業の人工心臓手術、心臓移植手術においても、すばらしい実績を積んでいきました。

同寄付講座を認めない理屈がもともと理不尽だったのに加え、彼の目覚ましい実績が加わりました。そこまでくれば、いちゃもんをつけていた教授たちも折れざるをえません。晴れて、重症心不全治療開発講座は1年後に創設されました。

講座をめぐる、子供のような縄張り争いは他にもありました。近年になり研究分野の細分化が進んで、研究を主に行う大学院大学には、研究単位である講座（教授を中心にした研究員の集まり）が急速に増えました。私が教授を務めていた胸部外科講座も、大学院大学に籍を置くことにともない、心臓外科講座と呼吸器外科講座の2つに分かれました。

当初、私は心臓外科講座と呼吸器外科講座という2つに分かれた講座の教授を兼任していましたが、今後の学問の進歩に対応するために、それぞれの講座の私の後任の教授を選んでおきたいと考えました。

そこで、まずは私の在任中に呼吸器外科講座の教授を選考したいと思い、外科系の教授たちの集まりに提案して承諾をもらおうとしました。ところが、他の外科講座の教授たちは、なぜか呼吸器外科の教授を新たに選ぶことに猛反対をしたのです。

そもそも、心臓外科も呼吸器外科も戦後にできた学問体系で、明治時代からある整形外科や耳鼻科などと比べると、研究員は圧倒的に少数でした。

そのような中で、2つに分かれることで増える講座が新しい教授を迎えて基盤を固める過程で、病院幹部の指示で研究員の多い既存の教室から助手が引き抜かれる懸念が生じたのです。大学全体でも医学部全体でも、定員は決まっていましたから。

さらに、もう一つ、その時期の特殊な事情がありました。当時、東京大学附属病院は目白台にあった分院を本郷の本院に統合し、分院にも同名の教室があった古い講座はますます研究員が増えていました。「分院太り」と言われるぐらい、実は研究員が講座に満ち満ちていたのです。

そのような状況ですから、なおさら研究員の数を減らされるのではないかという既存の講座の心配は大きくなりました。彼らは外科系の教授の集まりで、「胸部外科講座を完全に2つに割り、それぞれに教授を就かせれば、一つの講座の研究員が少なくなり、結果的に講座で研究を進める力がそがれる」と、おためごかしの理屈で反対したのです。

我々はたとえ研究員が少なくなっても、教授を頭に小さいながらもまとまった研究組織を持つことが将来の学問の進歩のためにも、また専門的な治療を受けにくる患者さんのためにもなると医学部幹部に訴えつづけ、かなり遅れましたが、やっとのことで2つの講座にそれぞれ教授を持つことが認められました。

東京大学医学部の教授たちの倫理性、思考性、先進性の欠乏状況は、若い苦学生時代、東大紛争で「東大解体」と叫んだスローガンが間違いではなかったと思わせるものでした。このような、自分の既得権益だけにこだわり横車を押す教授たちがいる大学が「大学の自治」などと偉そうに言えるのでしょうか。自分達の縄張りの維持や利害しか考えず、患者さんや学生の事を真剣に考えない大学の姿には淋しさを禁じえませんでした。

第16章　医療政策を担える人材を育てる

前章で東大時代に寄付講座を立ち上げたお話をしましたが、それとは別に、2004年、文部科学省の科学技術振興調整費によって運営される「東京大学医療政策人材養成講座（以下、ＨＳＰ：HEALTH CARE AND SOCIAL POLICY LEADERSHIP PROGRAM）」と称する講座も創設しました。

医療政策を担う人材を養成

医療行政や医療財政などに関しては、いろいろなところでさまざまな人が意見を出しているのですが、医療政策についてはなかなか語られていません。医療が激動の時代を迎え、医療政策への関心が高まっているにもかかわらず、政策提言ができる人材の不足は明らかでしたので、ＨＳＰを提案するにいたりました。

ＨＳＰを運営するための財源である科学技術振興調整費は、振興分野の人材育成に関して数多く寄せられる公募企画の中から、テーマの重要性、先進性が認められたもののみに対して、５カ年にわたって交付されるものです。行政側も医療政策を策定する際に、人材の不足を大きな課題としてとらえていたのだと思います。

ＨＳＰは、１年の期間で医療政策を立案・推進する次世代のリーダーを育成することを目的としました。その方法論も意欲的なものです。医療政策立案者、医療提供者、患者支援者、医療ジャーナリストという、ともすると対立しがちな４つのステークホルダー（利害関係者）が一堂に会し、医療に関する様々な分野で活躍する専門家を講師に招いて講義を聞き、問題意識とアプローチを共有したうえで、立場を越えて具体的な政策課題に取り組み、最終的に学術論文や政策提言をまとめて終了という流れになります。特に、患者代表を受け入れるという試みはあまり前例がなく、科学技術振興調整費の獲得に際してはこれが評価されたと思います。

ＨＳＰを運営する主体も、東京大学としては先進的でした。ＨＳＰは東京大学医学部と先端科学技術センターの2つの部局が連携して発足させたプロジェクトだったのです。いわゆる縦割りの組織運営が当たり前になっている同大学では、2つの部局が協同するのはきわめて珍しいケースでした。

講義のテーマは、「リーダーシップ論」「医療政策論」「医療財政」「市民主体の医療」「医療の質と情報」「医療事故」などです。講義の後には、ディスカッションの時間をとりました。最初は、4つのステークホルダーが、まともな意見交換をできるのか、正直言って心配していました。敵対心が前面に出れば、冷静な議論にはなりません。

しかし、杞憂でした。本音で話してみれば、誰もが医療を良くしたいという共通の思いを持っていることが理解できました。HSPに参加すると、そのことを頭ではなく体で感じることができるので、ときおり激論が交わされても、そこから得られたものはたくさんあったのではないかと後から振り返って感じます。

受講生に厚労省の元局長も

この講座から、5年間で約250名の卒業生が輩出しました。最初の1年目、50人の定員に対して9倍の応募があり、医療政策に対する関心の高さにびっくりしました。また、厚労省の元医政局長が受講生として応募されたのにも驚きました。その方は、受講生側ではなく教官側ではないだろうかと選考の過程で判断され、1期目は選ばれませんでしたが、無事2期に入られ、その後精力的に活躍してくれました。

彼らの卒業研究のテーマは、「医療政策に患者の声を反映させる仕組みづくり」「医療情報の非対称性解消への提言」「医師の地域及び診療科の偏在を是正するための方策」「在宅医療の推進に向けた政策提言書」などで、いずれも高く評価できるものです。提言にもとづき、実際に次なるステップであるプロジェクトが動き始めたものもありました。

立ち上げに関与した者として、HSPは医療政策の分野で、ひとつのインパクトを与えられたと確信しています。

私はHSPのプログラムディレクターとして、4つのステークホルダーの方々を前に、公開ワークショップで「医の原点を考える」とのタイトルでお話をしたことがあります。ここに、それを抜粋し、時間的な隔たりを感じないように手を入れて掲載させていただきます。ＨＳＰの講義の雰囲気を感じ取り、私の考える医の原点について、共感していただければ望外の幸せです。

＊＊＊

従来、医師は偉そうにしておりました。外来で「なぜ俺の言うことを聞かんのか」と言う医師もいるほどです。あるいは、患者さんはいろいろな話や悩みがあるのに、いざ医師の前に座ると「こんな話をしたら、この先生は怒ってしまうのではないか」と思うような雰囲気であったり……。本当は聞きたいのに「こんなことは聞けない」と遠慮してしまったりということが患者さんの側にもあるのではないでしょうか。

一方の医師にも、それは当然という意識がありましたね。「俺が決めて俺が治してやるんだ」という気持ちです。医師のパターナリズムと言いましょうか。しかしこれは本来の医療の姿ではありません。

昨今、患者中心の医療が叫ばれていますが、なぜ患者中心の医療にしなくてはならないのでしょうか。

医学はずいぶん進歩しました。私は心臓外科医なので心臓外科について話をしますと、心臓外科が始まって約60年がたちました。その間、人工心肺などができて、心臓手術ができるようになりました。40年ほど前、私が医師になったばかりの頃は、「心臓病で手術をして亡くなった。けれど、それはしょうがない」という時代でした。特に私が専門としている胸部の大動脈瘤については、「非常に手術成績が悪いから手術はするな」と内科の教科書に書いてあったほどです。

しかし、今は手術の成績が非常に良くなりました。１００％助けることはできませんけれど、手術で患者さんが亡くなる率は、きわめて低くなり、大動脈瘤の手術に関して、日本は世界でナンバーワンの実力があると思っています。

では、これで医療の様々なことが解決したでしょうか。数年前、新聞の紙面を賑わせていたのは、遺伝子の配列がすべてわかりこれでいろいろな病気が解明されるとの論調でした。ところが遺伝子の配列がわかってから今日まで、医学がどれほど変わったでしょう。今後、徐々に変わっていくのかもしれませんが、まだ大きくは変わっていません。

今のところ、遺伝子治療は疑問視されていて、十分な応用には至っておりません。リスクもあります。

考えてみると、私が大学生の頃、アポロ宇宙船が月に降り立ち、人間がそこまでできるのかと、それはもうびっくりしました。人類が月まで行ったのですから。そのときの新聞には、これで人類が宇宙を征服したかのように記されていました。

確かにそういう実感もありました。では現在、人類は本当に宇宙を征服していますか。月には、光の速さならば、せいぜい3秒足らずで行って帰ってこられます。しかし、我々が月に行くのは、まだまだ至難です。宇宙は億光年の単位の規模のもので、我々人類が到達した月は、光の速さで考えると、ほんの1・3秒ぐらいの距離でしかないわけです。宇宙を科学するサイエンスというのはそれくらい奥が深いし、簡単にはわからないことがたくさんあるのです。

人間の体についても同じことが言えるのではないでしょうか。人体は小宇宙と言われています。人工心臓とか移植だとか、医学はどんどん進歩しました。治らない病気も治るようになってきました。では人体のメカニズムがどれくらいわかったのでしょうか。

小宇宙も宇宙と同じで、まだそれほどわかってはいません。現在の「点」ほどの知識が少しずつ大きくなって、徐々に治らなかった病気も治るようにと進んでいます。とは言え、いろいろなメカニズムについて多くの学者やサイエンティストが研究していますが、細かいメカニズムまではまだまだ解明されていません。

医学で人間の身体や病気のすべてを解決することは、はっきり言って不可能でしょう。ですから、本当のことを申せば、医師が「すべて俺が治してやったのだ」などとは口が裂けても言えないはずなのです。病が治るのは患者自身の命の力があるからです。誰も「命」を作ることはできません。

医師はその「命」をサポートするだけです。それくらい、人間の治癒力というのはすごいものなのです。その治癒力をまともな方向に伸ばそうとすること、間違わないようにガイドするのが、我々医師の役目であります。患者さんの側に立って、共に病気と闘うことが医師に課せられた役目だと思うのです。

今までは医師主導で医療政策が作られてきましたが、私は、医師だけでは十分に病気と闘うことはできないと思っています。患者さんとの協力によって初めて病気との闘いに挑むことができる、そう確信しています。患者さんを「パートナー」として一緒に歩めるように、医師は成長しなくてはなりません。また、そういう意味では、患者さんも成長しなくてはならないでしょう。双方が良きパートナーとなり、医療政策に新しい展開が生じることを期待します。

「患者とともに生きる」という医療の考え方をこのような形で発展できれば、ともすれば混乱しがちな患者・医師関係が円滑に運ばれ、お互いに信頼できる良い関係を構築できるのではないでしょうか。

第17章　医療事故を起こした医師は現場に戻せるか

東京医科大学病院（東京都新宿区）で、平成14（2002）年10月から1年間に、立て続けに心臓弁膜症の手術を受けた患者4人が死亡するという事態が起きました。いずれの執刀医も同一人物であるという内部告発があり、メディアはこれを大々的に報道、それを受けて、手術の結果は医療ミスではないかと疑った3遺族が、死亡患者3人のカルテなどの保全を司法に求めました。

早速、同医大病院は外部の識者による第三者機関をつくり、一連の事件に関する調査を開始して、報告書を提出しました。報告書の内容は「執刀医の経験不足で、合併症が起き、死亡という結果にいたった」というものでした。術後合併症を併発するという不可抗力が原因で、医療ミスとは言えないものの、外科医が籍を置く外科学教室の主任教授は、患者の死亡が続きながら同一の外科医が執刀したことについて「トレーニングとして手術の経験を積ませようと思った」とも語りました。

将来を嘱望されていた医師

病院によると、執刀医は心臓血管外科医でした。バイパス手術が専門で、虚血性心疾患を得意としていたそうです。弁膜疾患の手術の経験は浅く、執刀経験はそれまでに関わった995例の手術のうち21例にとどまっていたため、主任教授は「弁膜症手術の経験を積ませてやろうと思った。適切な表現かわからないがトレーニングとして必要だった」とも話しました。

私は、心臓血管外科の後輩を介して、その心臓血管外科医を知っていました。後輩とその外科医が同級生だったのです。人柄はたいへん良く、真面目で、代々医師が輩出する家系の出身で、周囲から将来を嘱望されていました。私は、報道された主任教授の言葉などから、その外科医が、将来を期待されていたからこそ、きちんとしたトレーニングを受けないまま、慣れない弁膜症手術をまかされ、奮闘したものの、患者を死にいたらしめてしまったのではないかと推測しました。そして、本人の胸中を思うと、どうにもやるせない気持ちになりました。

外科医は、誰しも最初からベテランではありません。手術の経験を積むことで、腕を磨いていくのです。その間、経験の浅い外科医にとって、患者さんがトレーニングのための存在という一面を持つことは確かです。しかし、一般的には、しっかりした指導者がそばに控え、いざというときにはしっかりとバックアップして、手術を成功に導きます。そのようにして場数を踏むことで、外科医は一人前になっていくのです。

問題となった弁膜症の手術も、その外科医をしっかりバックアップする医師がついていれば、こんな悲劇は起きなかったはずです。ある意味、私は、その外科医は不十分な教育環境の被害者だと思いました。

さて、調査委員会の報告の結果、一連の死亡は医療ミスではないと判断され、訴訟にはなりませんでしたが、メディアは、手術をした外科医を許していいのかと連日、容赦なくこの事件を書きたてました。

彼はバッシングのターゲットになり、大学病院にいられなくなり、辞職しました。さらに過酷だったのは、心臓血管外科学会も社会の批判の声を無視できず、彼の専門医資格を剝奪する結論を出したのです。私は、同学会の常務理事の立場にあって、剝奪はやりすぎではないかと感じましたが、強く彼を擁護できませんでした。そして、そのことを後になってずっと悔やむようになりました。

しばらくすると、その外科医は東京を離れて、どこか遠方に引っ越し、音信が途絶えました。

外科医の再チャレンジ

その外科医の同級生であった後輩から、彼がもう一度、心臓血管外科医に戻りたいと言っていると聞いたのは、2年ほどたってからでした。直接、面談をしたとき、彼は私に「もう一度、心臓血管外科医にチャレンジしたい」と申し出ました。私は「それなら、最初からやるか？」と答えました。

私が東大の教授であった時代の出来事で、ちょうど医局にポジションが空いていたので、彼をもっとも低いランクの医員、つまり医学部卒業後の1年目の医師と同等の待遇で雇用しました。もちろん医局で行うことは、1年目の医師と同じです。早朝のカンファレンス（医療者同士の打ち合わせ）にもすべて出席、できるだけ手術を見学し、1年間は手術を一切させませんでした。

2年目になってから、「少し、やってみるか」ということで、手術に参加させるようにしました。すでに一度は専門医資格をとっていたので、十分なトレーニングを経た後には、心臓の手術も見事にできるようになりました。

そこで私は、再度、心臓血管外科学会の資格取得のための申請を促しました。同時に私は、学会に対して、彼が心臓血管外科医として十分な知識や技術を身につけ、血管手術はもちろん、心臓手術でも専門医たる実力を持っていると、さまざまな資料を提示して、専門医資格再取得を後押ししました。けれども学会はすぐには納得しません。学会としても、一度剝奪した資格を再度交付した前例がなかったので、判断に時間がかかったのです。最終的には、学会の重鎮が彼の手術を見に来て、自分たちの目で直接確かめ、申請から1年半ほどたって、ようやく再交付となりました。

その後、彼は、総合病院で心臓血管外科医として活躍しています。

失敗した医師こそ現場に戻るべき

同じ外科医の立場の人間としては、よく潰れずに、もう一度手術の場に戻ってきてくれたと、彼の勇気を称えたい気持ちです。おそらくですが、彼は、自分の手術で亡くなった患者さんのことを思ったのではないでしょうか。

「もし、自分が、ここで手術の場から去ってしまったら、それこそ患者さんたちは、なんのために亡くなってしまったのか。4人の方々の死を無駄にしないためには、そこから学んだことを教訓にして、患者さんの命を助ける心臓血管外科医になるしかないのではないか」

あくまで私の推測ですが、彼はどんなに辛くても逃げてはならない、亡くなった患者さんの命を無にしてはならないと思ったのでしょう。

私は、この経験を通して、事故を起こした医師の処分は必要ですが、彼らを再教育して医療現場に戻れるような仕組みも大事なのではないかと感じました。一人の医師の教育には、たくさんの人の時間と労力がかかっています。また、多額の税金もつぎ込まれています。医師を無制限に処分するのは、社会的に大きな損失なのです。

そのような見地から、私は平成23（２０１１）、24（２０１２）年度に、厚生労働科学研究「診療関連死の中立的原因分析と再発防止に関する研究――医療事故における行政指導と再教育――」の班長の立場で、医師の再教育のありようについて提案をしました。

私は、日本外科学会の代表として、医療事故調査分析制度の整備と運営に当初から関わってきたので、これまでの流れと現況について説明します。

医療事故調査の第三者機関

現在、医療事故調査第三者機関は「診療行為に関連した死亡の調査分析モデル事業」として、日本医療安全調査機構が担っています。この組織は、病院から死因の不明な異状死に関して報告を受けた後、解剖を実施して、調査委員会（解剖を担当する法医、病理の医師２、３名、関係する臨床科医師２、３名、「モデル事業」担当の総合調整医、調整看護師並びに患者側、病院側弁護士２名など10名ぐらいで構成）で、臨床経過と病理の所見を分析し死因を特定、さらに再発防止策をも提案して、それらをまとめて報告書を作成し、説明会で、患者側と病院側の双方にこのレポートを提出しています。

アンケート調査によると、患者側からも病院側からも85％以上の方から、この制度は有意義であったと受け取られています。中には医療訴訟に及ぶような事例を含んでいると考えると、両者の満足度は極めて高いと言えます。

しかし、刑事事件など重大な過失や故意の犯罪がらみのものは、当然のことながら、この「モデル事業」の対象外です。警察が独自に捜査をして、悪質なケース、犯罪に類するケースは刑事事件として起訴され、裁判で結審されます。厚労省の医道審議会は、通常、この裁判の結論が出た後、それを元に医師の行政処分を決定しており、独自の調査などは行っていません。

２０１５年10月からは、医療・介護総合確保推進法による、新しい医療事故調査制度が実施されることになっています。その詳細はいまなお議論のさなかにありますが、骨子として固まりつつある点は、院内調査委員会が中心に行うことと、現在の「モデル事業」と同様、医師法21条（「医師は、死体又は妊娠４月以上の死産児を検案して異状があると認めたときは、24時間以内に所轄警察署に届け出なければならない」第10章参照）とはとりあえず無関係に行われることの2つです。

しかし、問題点はあります。医師法21条は依然として存在しているわけですから、あい変わらず医療事故が起こるたびに、病院の院長はこの制度とは別個に、事故を警察に届けるべきかどうか悩まなければなりません。警察の介入を恐れるあまり、警察への届け出を無視した場合、逆に警察が独自の判断で乗り出してくる可能性を残したのです。

医師の過失は医療側で自律的に処理せよ

奈良の山本病院事件（第10章参照）のような、故意に犯された悪質なケースでは、医療界が自己保身に走ったために、結局は警察の手を借りなければならないという皮肉な事態になりました。

警察も、最近は医療事故の取り扱いに慎重になっています。医療事故の原因究明に関しても、司法解剖だけでは不十分であるとの認識が組織内で広まり、一般的な事故は医療界の自律的な判断にまかされて、刑事処分例は少なくなっています。新しく導入される制度でも、欧米と同様、犯罪に類するケースは警察が扱うべきですが、大半の事例は第三者機関が扱うことになるでしょう。

私は、医師の過失例は医療側で自律的かつ適切に処分し、その後、再教育すべきだと考えています。その観点から、平成23、24年度の厚労省科研「地域医療基盤開発推進研究」で班研究を行った際、次のような提案をしました。

まず、倫理的に問題がある症例に関しては、医療安全倫理審議会（仮称）を作り、個人には教育的処分と再教育を、医療機関にはシステムの改善の行政指導を行い、最終的には医道審議会で行政指導を決定する制度を整備します。

重大な責任を伴う事例に対する関係者の処分は、医療界が社会に対して襟を正す意味でも、ないがしろにはできません。しかし、それは医療に対して素人の警察官や裁判官により判断される刑事処罰ではなく、我々医療者の自律的な規範から自ら教育的処分を行うのが妥当です。

ミスを起こした医師に対しては、専門医資格停止、医師資格停止といった処分がなされた後、本人が望むならば医療倫理、医療法、医療技術、医学知識などについての講義、実習を含む再教育が施されるべきでしょう。重大な事故を起こした医療者であっても十分な更生を経て立ち直り、患者に奉仕できる体制を構築し、前出の外科医のように再挑戦できるようにすべきではないでしょうか。ただ、故意や改ざん等明らかな犯罪と考えられるものに関しては、警察に通告するのも止むを得ないと考えます。

第18章　輸血拒否の「エホバの証人」に向かい合う

１９８５年、エホバの証人を親に持つ子供が交通事故に遭い、輸血をしなかったために死亡したとの記事が新聞に載りました。それを読んで、私は憤慨しました。親は自分の意思で信者になったとしても、その子供が自らの意思で信者になっているとは限りません。さらに、洗礼を受けていなければ、正式には信者とは言えないのです。医師とすれば、輸血をすれば生かせた命を、輸血をしないがために死亡ということになれば、自分が殺してしまったような後悔にさいなまれるでしょう。

私は、もし、親がエホバの証人であっても、自らの意思で輸血を拒否しない小児の手術を手がける機会があったならば、親に訴えられ、投獄される可能性があったとしても、絶対に輸血をして命を助けようと決意しています。

心臓血管外科医なら必ず出会う患者

心臓血管外科の医師ならば、必ず数人のエホバの証人の患者さんに出会うのではないかと思います。エホバの証人の患者さんは、病院に来ると、まず「治療に輸血が必要な場合にも、絶対に輸血はしないでください。それによって、命が絶たれても訴えを起こしたりはしません」と口頭で説明するとともに文書も提出します。

心臓の手術でも約半数は輸血なしで手術ができます。しかし、再手術の場合には癒着があるので、手術に時間がかかりますし、出血もするので、ほぼ必ず輸血が必要になります。あるいは先天性の心疾患の小児なども、もともとの血の量が少ないので貯血（自己血輸血を行う際に、患者自身の血を貯めておくこと）もできず、人工心肺を使うと血の濃度が薄くなってしまうので、やはり１００％に近い確率で輸血が必要です。エホバの証人の患者さんは、外科医にとって、たいへん難しい方々です。

エホバの証人の論拠

エホバの証人が輸血を拒否する理由は、聖書にある下記の文章から、「誰も血を摂取してはならない」との解釈が成り立ち、それが神の教えだと信じているからです（日本聖書協会発行『新共同訳　聖書』より引用）。

【創世記9章1－5節】

神はノアと彼の息子たちを祝福して言われた。「産めよ、増えよ、地に満ちよ。地のすべての獣と空のすべての鳥は、地を這うすべてのものと海のすべての魚と共に、あなたたちの前に恐れおののき、あなたたちの手にゆだねられる。動いている命あるものは、すべてあなたたちの食糧とするがよい。わたしはこれらすべてのものを、青草と同じようにあなたたちに与える。ただし、肉は命である血を含んだまま食べてはならない。また、あなたたちの命である血が流された場合、わたしは賠償を要求する。いかなる獣からも要求する。人間どうしの血については、人間から人間の命を賠償として要求する。

【レビ記17章10節】

イスラエルの家の者であれ、彼らのもとに寄留する者であれ、血を食べる者があるならば、わたしは血を食べる者にわたしの顔を向けて、民の中から必ず彼を断つ。

【レビ記17章14節】

すべての生き物の命はその血であり、それは生きた体の内にあるからである。わたしはイスラエルの人々に言う。いかなる生き物の血も、決して食べてはならない。すべての生き物の命は、その血だからである。それを食べる者は断たれる。

【申命記12章23節】

ただ、その血は断じて食べてはならない。血は命であり、命を肉と共に食べてはならないからである。

【使徒言行録15章28－29節】

精霊とわたしたちは、次の必要な事柄以外、一切あなたがたに重荷を負わせないことに決めました。すなわち、偶像に献げられたものと、血と、絞め殺した動物の肉と、みだらな行いとを避けることです。以上を慎めばよいのです。健康を祈ります。

私は、エホバの証人の方が来院されると、まずは輸血を拒否する理由を辛抱強く聞き、そして、申し上げます。

「あなたの聖書の解釈は間違っています。まず、『食べる』と『輸血』は違います。聖書には、血を食べるなとは書いてありますが、輸血をしてはならないとは書いていない。次に、『血を食べるな』という言葉の前後を読むと、書かれている血は、3000年前の旧約聖書の時代の争いの血、あるいは命を断った血であることが容易に想像できる。つまり、神は、争いによって生じる血を避けなさい、要は争いを避けなさいとおっしゃっているのです。輸血は、争いによる血ではありません。助け合いの血です。互いに慈しみ合い、助け合うことを教えてくれる神が、どうして助け合いの血を否定するでしょうか。輸血をすることこそ、神のご意思に従うことです」

多くの患者さんが、自分や家族の命にかかわることなので、私の話を聞くと悩まれます。そして、たいてい次のときには、教会の方と一緒に現れます。教会の方は、やはり同じ聖書に書かれている部分を引用して、輸血は神の意思に反する行為だと主張します。

私は、今度は違うアプローチから反論します。

「聖書には、『どんな肉の血も食べてはならない』とありますが、エホバの証人も魚や肉を食べています。決してベジタリアンではないでしょう。『血抜き』しているとはいえ、肉も魚も完全に血を洗い流すことなど不可能です。しかし、それらを血抜きされたものとして食べてもいいと言う。本当にあなたが、血を含むものをすべて拒否しているなら、輸血拒否もわかるが、肉を食べているのですから血を摂取していることになります。それを良しとするのは、ご都合主義な解釈にほかならないのではありませんか」

無理すぎる聖書の解釈

そもそも、聖書に書かれていることを正面から肯定して、それに従うという姿勢そのものに無理があります。

聖書には全面的に正しいことが書いてあるわけではありません。聖書にある動かしがたい間違いは、科学的に証明できます。ただ、私は聖書を否定する者ではありません。聖書には、真理が象徴的に書いてあるのだと考えています。アダムの肋骨からイブが生まれたのだから男性の肋骨は女性より1本少ないでしょうか。文言のとおりに従おうとするのは、神の意思にも沿っていないと私は思います。

エホバの証人の考え方で、現代の医学と乖離しているのが心臓手術と人工心肺に対する考え方です。医学の進歩にともなって輸血の仕方にもさまざまな変化があり、教会の本部では、何が良くて、何が悪いかをはっきりさせる必要性に迫られ、見解を表明したのですが、その内容が理屈には合っていません。

エホバの証人の皆さんは、体の外に出た血は不浄として、自分の血でも貯血して冷蔵庫の中で保存した血は輸血できないとしています。しかし、人工心肺で管の中を流れて、そのまま体内に戻る血は、外に出たとは言えず、不浄ではないとしているのです。そこで、心臓手術で人工心肺（右心房に返ってくる静脈血を管で体外に出し、人工心肺を通すことにより酸素化して動脈側にポンプで戻す機械。この間、心臓と肺に血液はほとんど流れませんので、心臓内の複雑な手術が可能となります）を使うことは認めています。管でつながっている限りは、血は体の外に出てはおらず、不浄ではないというのですね。しかし、手術中には、心のうの中に血があふれていますので、それを吸引してまた人工心肺に戻すという作業をします。また、人工心肺の管を外すこともあり、人工心肺の中の血液が体から離れることもありえます。人工心肺の現実を知っていれば、それを使うのも躊躇されるはずでしょう。しかし、そこまでは否定してはいません。

医師の中で、エホバの証人の患者さんと、こんな議論をするのは、おそらく私だけでしょう。

エホバの証人の患者さんが来ても、相手にしない医療者が多くいます。輸血はしない、輸血をしたら訴えるというのですから、当たり前かもしれません。けれども私は、手術をして助かる可能性のある患者さんを目の前にして、何もしないではいられないのです。

信仰を持つこと自体は、人それぞれの自由です。エホバの証人の信仰を否定もしません。ただ、間違った解釈をしている部分に関しては、間違っていると言い、命を守ろうとするのも医師の大切な仕事だと思っています。残念ながら、今までに輸血拒否を翻意できた患者さんはいませんが、説得は諦めません。

また、エホバの証人の患者さんが来院したときには、カンファレンスで、なぜ、エホバの証人が輸血を拒否するのか、我々はエホバの証人の患者さんにどう対応すべきかの説明をしました。そんな話をカンファレンスでするのも私ぐらいかもしれません。いつもとは全く違うカンファレンスの内容に驚いた顔をする医局員が何人もいました。

私は、エホバの証人がいつか、聖書における輸血拒否の解釈の非現実さを認め、輸血拒否によって命をみすみす落とすような事態があらためられることを心から願っています。そのために、私はエホバの証人の方々を医療者のタブーにせず、根気よく向き合っていくつもりです。

あとがき　出版をめぐるささやかな冒険について

本をつくることを、完全に甘くみていました。

1年に数回、学会や大学、市民講座などで演者を務める機会を持っています。終了後に聴衆の方々から、「何か書いたものはないのですか」と問われることがしばしばあり、数年前から漠然と本をつくりたい、つくらねばと思っていました。しかし、何から始めればいいのかわからず、思いを抱え続けるだけで何もできない日々が続いていました。

そんな私の姿を見ていて背中を押してくれたのが、院長秘書の吉村沙織氏、それと広報部の川瀬由紘氏でした。吉村氏はある日、かつて私の取材をしたことがあり、東大時代の寄付講座教材の製作などで縁のあった編集者の及川佐知枝氏との面談をセッティングしてくれました。

私自身は当初、自分の考えをまとめて本にできるのであれば自費出版でも構わないと考えていました。けれども、物事は何がどう転ぶかわかりません。「ともに生きる」というメッセージが伝わるような本をつくりたいと、私のきわめて漠とした説明を聞いた及川氏は、「考えをまとめるのにお時間をいただけますか」と言って帰っていきました。そして数週間後、なんと企画書をつくって新潮社に提出したところ、それが通って本の出版が決まったとの連絡が入りました。キツネにつままれたようでした。当初は、自ら資金を出してでも作ろうと思っていた本を、新潮社という伝統のある出版社が出してくれる――吉村氏、川瀬氏と大いに喜び合いました。

今思い返すとお恥ずかしい限りですが、出版が決まった時点で、本がすでにできあがっているような錯覚に陥りました。背表紙に自分の名前が入った新書の姿を想像して、地に足がつかないような気分になりました。本づくりがどれだけ大変な作業か、そのときにはまったく分かっていなかったのです。

まとまった原稿を書く時間がない私は、及川氏による聞き書きによって原稿をまとめてもらうことにしました。しかし、日々の忙しさにまぎれ、事前に充分に考えをまとめていなかった私は、当初、及川氏の質問に充分に答えていくことができませんでした。結果、取材も原稿もすぐに行き詰まってしまう羽目に。私も焦りましたが、及川氏の焦りはそれ以上だったと思います。

なんとかプラトー（停滞）を脱せたのは、吉村氏のバイタリティのおかげです。吉村氏は、及川氏をともなって私に近い人々に話を聞きに行き、リサーチした内容を私にフィードバックして記憶を甦らせてくれたのです。唐突ですが、ここでインタビューに時間を割いてくださった皆様に御礼を申し上げます。

あとは一気呵成でした。及川氏の上げてくる原稿に私が手を入れる形で、信じられないようなスピードで18章までたどり着きました。２０１４年の春に企画が通り、原稿がすべて上がったときには初冬、11月になっていました。

原稿はできましたが、出版社には出版社の事情があり、私の本の出版時期は翌年の春頃と決まりました。少し間があるな、と思っていたら、新潮社から嬉しい申し出がありました。出版に先立ち、同社の有料サイトである「フォーサイト」に記事を連載で載せてほしいとのお話でした。

著書の出版はサイト掲載後となり、取り急ぎサイト掲載のための原稿の最終校正を進めていきました。そしてサイトにアップ。「フォーサイト」は有料媒体ですが、初回は無料購読ができました。以来、私は毎日サイトを訪れ、何人の人が読んでくださっているのかチェックするのが日課になりました。

とんでもなく興奮したのが、「フォーサイト」が提携している「ハフィントンポスト」に最初の原稿（本書の第1章）が掲載され、なんと1万以上の「いいね！」がカウントされたことです。1万人以上の人が「いいね！」をクリックしてくれたということは、読者はその数倍はいるはずです。外科医として会心の手術をしたときもアドレナリンが出て興奮しますが、今回はそれとは別のところから猛烈にアドレナリンが出るのを感じました。もちろん、初めての経験でした。もしかしてベストセラー？　ちょっとした勘違いが生まれた瞬間だったかもしれません。

サイト掲載のための原稿校正には、日に日に力が入っていきました。そんなある日、尊敬する作家の方のサイトが炎上するのを目の当たりにしました。私は、作家の方の真意を理解できましたが、不特定多数の人が浅薄な知識を振り回してサイトを炎上させる状況に、一種の恐怖を覚えました。

自分も不特定多数の読者に攻撃される可能性がある――。校正では、事実確認はもちろんですが、誤解を招くような表現がないかナーバスに修正するようになっていきました。大きな喜びに、確実に恐怖が混じり、サイト参照者の多さを手放しで喜べなくなりました。

いま思い返すと、そのときの私には、メディアを通して発信をしていく者としての覚悟がなかったと断ぜざるを得ません。それがわかったのが、最終章／第18章の「エホバの証人」の原稿についてのやりとりでした。

エホバの証人が属する「ものみの塔」は大きな国際組織です。原稿の内容は、もちろんエホバの証人を糾弾するものではありませんが、不特定多数の人間が読んで、「これはエホバの証人への弾圧だ」と言い始める可能性はある。そうなったら、病院長の発信が原因で病院に迷惑をかけてしまうかもしれない。不安になった私は、この原稿を取り下げたいと及川氏に伝えました。

その判断に納得できなかったのでしょう、数日後、「フォーサイト」編集者の庄司一郎氏と、この本の担当編集者である新潮新書編集部の横手大輔氏が、及川氏と共にやってきました。

実は、面談前の私は、「出版社は自分たちが儲かれば、私の不利益になろうがかまわず掲載したいと言うに決まっている」と斜に構えていました。本書をお読み頂いた方にはお分かりかと思いますが、私は相当の頑固者です。そう簡単に人には説得されない自信がありました。

打ち合わせは、いつも同席している吉村氏と川瀬氏は参加せず、4人で行われました。

面談では、最初に横手氏がこう言いました。

「18章を削除したいとの理由が、何によるものかはわかりませんが、本書で先生が主張している『あくまでも患者に寄り添う医師でありたい』という、一外科医としての倫理から出たものではないのは確かでしょう。有名病院の院長だから？　特定の宗派の人を困らせるから？　ネットで発言が拡散すると何を言われるかわからなくてビビっているから？

そうした理由を、本書で訴えている『患者に寄り添う医師でありたい』という医者としての倫理よりも優先させるのでしょうか？　だとしたら書き手として誠実ではありませんよ」

少しあって、及川氏の弁にとどめを刺されました。

「先生の一人称で聞き書きの原稿を書くプレッシャーは言葉では尽くせないものがありました。常に、これでいいのかと自問自答しながら書いています。そこには、損得勘定など入る余地はゼロです。ある意味、命を削るつもりで書いているのです。

エホバの証人の原稿は、先生がどんな背景を持った患者さんであっても、『いのちを救うことを最優先する』といった大前提で医療に対している姿勢を描いたものです。どんな状況でも医師が最優先するのは『いのち』、というシンプルな発想は実に美しい。エホバの証人は、その美しい姿勢を示すためのひとつの例に過ぎません。決してエホバの証人の思想を否定する原稿になってはいない。それどころか、『ともに生きる』の真骨頂を示しています」

一言も反論できませんでした。というより、私は本を出すことがいかに困難であるか、いかに覚悟を決めていかねばならないことか、出版には想像以上に多くの人たちが情熱を持ってかかわっているかに、ようやく気づいたわけです。話し合いの開始からわずか数分で翻意し、サイトにも著書にも原稿の掲載を決めました。

最後の最後で設けられた編集者の方々とのやり取りは、本当にあって良かった。彼らの言葉は、痛切に私の心を揺さぶり、少しあった驕りや勘違いからも抜け出せました。売れる前から売れたらどうなるかを考えたり、本をつくろうとした初心を忘れてしまっていた自分はなんと未熟だったことか——。

「あとがき」は通常、協力してくださった方々への謝辞が内容の中心になるのが一般的ですが、私にとっては本をつくることにまつわる冒険が非常に印象的だったので、そのことについて書いてみました。これが私流の「あとがき」とお許しください。

最後まで読んでくださった皆様、ありがとうございます。そして、本書をつくるのに魂を傾けてくださった及川佐知枝さん、吉村沙織さん、その他、新潮社の皆様に、心より感謝いたします。

２０１５年6月

高本眞一

本書は新潮社の会員制国際情報サイト「フォーサイト」での連載「病気を治すのは『いのちの力』」（２０１４年11月29日〜２０１５年３月28日、全18回）に加筆・修正を施したものです。

構成・及川佐知枝

高本眞一　1947(昭和22)年兵庫県生まれ。東京大学医学部卒。三井記念病院院長。東京大学医学部名誉教授。専門は心臓血管外科。2009年より現職。

Ⓢ新潮新書

627

患者《かんじゃ》さんに伝《つた》えたい医師《いし》の本心《ほんしん》

著者　高本眞一《たかもとしんいち》

2015年7月20日　発行

発行者　佐藤隆信

発行所　株式会社新潮社

〒162-8711　東京都新宿区矢来町71番地
編集部(03)3266-5430　読者係(03)3266-5111
http://www.shinchosha.co.jp

印刷所　株式会社光邦

製本所　株式会社植木製本所

ISBN978-4-10-610627-9　C0247

価格はカバーに表示してあります。